怎样陪伴爱妻坐月子

主　编　费秀珍　陈宝英
副主编　王立新
编著者　费秀珍　王立新　李　静　汪　俊

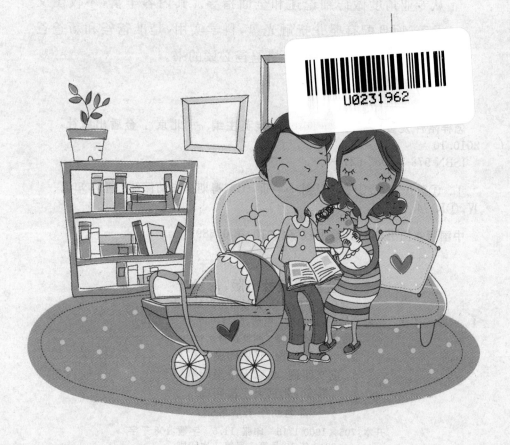

金盾出版社

内 容 提 要

　　本书由北京妇产医院资深妇产科专家和婴幼儿护理专家费秀珍教授、陈宝英教授主编。书中就丈夫如何掌握和了解妻子月子期生理、心理特点,有条不紊地照顾好妻子,以及如何根据新生儿的特点去精心护理刚出生的宝宝等相关知识,从专业角度做详细论述和全面指导。其内容丰富,不仅图文并茂,而且配有婴儿抚触光盘,科学实用,是准爸爸和新爸爸怎样做一个合格丈夫、合格爸爸必读的书。

图书在版编目(CIP)数据

怎样陪伴爱妻坐月子/费秀珍,陈宝英主编.-- 北京 :金盾出版社,2010.10
ISBN 978-7-5082-6210-9

Ⅰ.①怎… Ⅱ.①费…②陈… Ⅲ.①产褥期—妇幼保健—基本知识 Ⅳ.①R174.6

中国版本图书馆 CIP 数据核字(2010)第 025897 号

金盾出版社出版、总发行
北京太平路 5 号(地铁万寿路站往南)
邮政编码:100036　电话:68214039　83219215
传真:68276683　网址:www.jdcbs.cn
封面印刷:北京印刷一厂
正文印刷:北京天宇星印刷厂
装订:北京天宇星印刷厂
各地新华书店经销
开本:705×1000 1/16　印张:11.5　字数:108 千字
2010 年 10 月第 1 版第 1 次印刷
印数:1~11 000 册　定价:27.00 元

前 言

　　很多丈夫对怀孕后的妻子疼爱有加,但在如何照顾妻子方面,尤其是如何照顾月子中的妻子则是不得要领,力不从心,有的甚至事与愿违,给妻子和家庭"忙"中添乱。有的丈夫因"表现不佳"而受到妻子的抱怨和批评,甚至影响了夫妻关系。《怎样陪伴爱妻坐月子》就是为这些面临"困惑"的准爸爸和新爸爸"量身定制"的。丈夫在照顾孕产妇方面扮演着家庭其他成员不可替代的重要角色。如果丈夫能了解妻子的所思所想及产前产后的生理、心理变化特点,学会正确科学地照顾妻子,不仅有利于妻子始终保持心情愉悦,增进夫妻感情,而且有利于促进宝宝健康成长。

　　本书的一个显著特点是,它结合孕妇产前产后的心理需求和遇到的实际问题,着重从专业角度指导丈夫如何科学和系统地关心、照顾妻子,具有很强的针对性和实用性。另外,书中还介绍了一个新爸爸在照顾妻子和孩子过程中的成功经验与切身体会,为本书增添不少趣味性和可读性,对准爸爸和新爸爸具有相当的指导和借鉴意义。

　　本书的出版得到了北京妇产医院曹连元院长的大力支持,在此表示衷心感谢!

　　由于成稿仓促,书中的不妥之处,敬请指正!

编　者

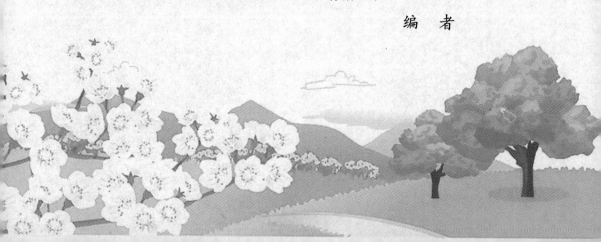

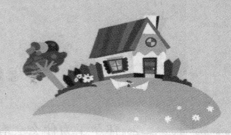

目 录

一、为妻子怀孕做准备

二、为妻子做好孕期保健有利于产后康复

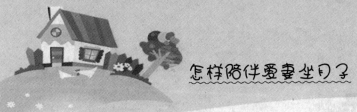

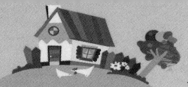

三、做好迎接宝宝到来的准备

四、陪爱妻坐月子要尽职尽责

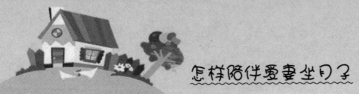

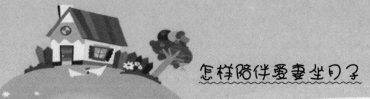

五、做个合格的爸爸

目 录

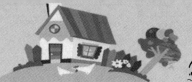

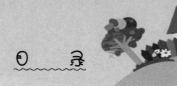

一、为妻子怀孕做准备

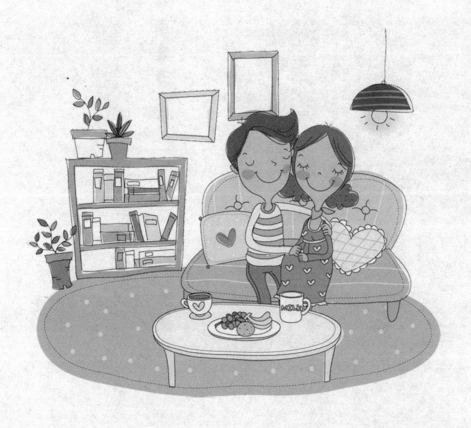

1.营造怎样的家庭环境适合孕育宝宝？

家庭环境的准备对生育有着重要的影响。因为，一个干净卫生和令人赏心悦目的生活环境影响人的心理甚至生理。

新装修过的房子整洁、舒适，在这样的环境里孕育宝宝无疑会心情舒畅。但是，由于装修过程中不可避免地使用油漆、化学物质，以及各种合成板材或者天然的石材，而这些装修材料中含有各种甲醛、芳香族有机物质等大量的化学物质、放射性物质等，不断挥发到空气中，这些物质都与成人和儿童的某些疾病的患病率有重要关系。

因此，建议在装修时最好选择带有环保标志的油漆、涂料和建材，尽可能减少室内的污染。房屋装修完成后，对房屋充分通风换气，最好在装修半年或一年后，房间内的有害气体挥发干净后，再孕育小宝宝。

2.孕育宝宝前思想上应做好哪些准备？

很多夫妇有孩子属于"无意之中"或"偶然"，怀上了没办法也就要了。这种结果并非不好，但如果有一定的思想准备，并在身体、营养、环境等多方面把工作做足做细，那么对孩子的出生和成长无疑好处更多。下面一段话是一个新爸爸的切身体会：

我和妻子曾是"丁克"家庭的坚定支持者。结婚头几年，不断有亲朋好友问我们怎么不要孩子。我们不要孩子有"自私"的一面，主要觉得养孩子太累，孩子一出生就意味着你要给他打一辈子工，指望其"防老"越来越靠不住了。后来，我们的观念发生重大转变，年近40

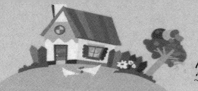

岁才要了孩子,原因是多方面的。一是从前的一帮哥们姐们都相继为人父母,忙得要命,根本没时间搭理我们。其次,这些年来,我们该浪漫的浪漫了,该玩的玩了,只剩下两人在一起时的大眼瞪小眼,生活变得索然无味。最重要的是,双方老人虽然没有明说,但话里话外都透露出对孙辈的渴望。比如,你瞧谁家的孩子都好几岁了,这块布角料是纯棉的,软和,留着给孩子做尿布吧,让我们不时感到压力。最让我下决心要孩子的还是岳父生病后躺在病床上的一席话,"看我身体都病成这样了,不能给你们带孩子了!要是早有个孩子,身体也许不会这样"!我无言以对,誓言生个孩子改变现状。尽管如此,我们的原则是:生孩子要顺其自然,有了就要,不能急于求成。有些丈夫经过一番努力后没有"立竿见影",就变得紧张和烦躁,担心自己是不是有"问题",这样做可能适得其反。生孩子同样也要"无心插柳",要顺其自然,不能有思想负担。如今,我的儿子已经4个月大了。几个月来的体验告诉我,尽管很累很苦,但养孩子其实很有意思,他让人生更完美。看着儿子一天一个样地变化着,成长着,我内心充满喜悦和成就感。每天睡觉之前,我总要把熟睡的儿子端详许久。每每看到儿子梦里梦外无意识地冲我微笑时,我生活中、工作中的一切烦恼都烟消云散。我觉得自己在养育孩子的过程中变得成熟,对人生有了另一番的感悟和体验。如今,每天回家看儿子成了我一天中最盼望和最兴奋的事。

　　既然准备在未来承担起为人父母的责任,夫妻双方最好提前做好心理和生理上的准备。主要包括:注意营养调配和心理调节,保持心理环境的和谐美好,并同时进行适当的体育锻炼。一般认为,在夫妻双方情感、体力和智力高峰期受孕的胎儿往往体质健康,智力优良。

3. 怀孕前妻子要做哪些方面的身体检查？

(1)妇科检查：妇女在怀孕前，做早期的宫颈防癌检查是必要的，既简单方便，又能在早期发现问题。

(2)及早治疗牙齿疾病：临床发现，早产、流产的病例中，很多孕产妇患有严重的牙周炎。因此，如果牙齿不太好，最好在计划怀孕前做一次彻底的牙科检查，积极治疗牙周、牙龈疾病。因为孕早期和孕晚期都不太适合做牙病治疗。

4. 改掉不良生活习惯对生育有何重要意义？

有的人给自己编造抽烟喝酒的理由，称自己的父辈既抽烟又喝酒，生出的孩子照样健康。这听起来似乎有理，但从科学上讲是站不住脚的。

(1)吸烟：孕妇本人或丈夫吸烟，或者孕妇被动吸烟，都可以增加胎儿流产、早产、死胎或畸形的发生率。

(2)喝酒：酒精的毒害作用主要是损伤脑细胞。丈夫酗酒后同房生下的孩子中，可出现不同程度的智力损伤。孕妇酗酒，可使胎儿脑细胞发育停止，孩子出现智力障碍、面部畸形或先天性心脏病。孕期饮酒越早，危害越大。

(3)性行为不检点：不洁性行为可能造成性病和艾滋病的传播，并可能传染给配偶，并由母亲传播给胎儿，造成流产、早产和死胎，或使婴儿一出生即患有某些性病和艾滋病。另外，准备怀孕者应远离毒品。

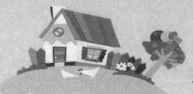

5. 如何推算排卵期选择最佳受孕时机？

其实，只有很少数的夫妇能够在他们计划怀孕的第一个月就能怀上自己的宝宝。通过测量"基础体温"或监测身体的变化情况可推算未来的排卵日期，但是实际上排卵可能受到很多因素的影响，因而这种方法只是一种指导性方法。盼子心切的夫妻千万不要将自己搞得很紧张，因为过于紧张反而会影响监测推算的准确性和受精卵的质量。

6. 准备怀孕还能养宠物吗？

作者建议准妈妈和新妈妈最好"忍痛割爱"而远离宠物。一个显而易见的理由是，宠物不卫生，易使孕妇或胎儿感染病菌。不管怎样，猫狗的粪便、毛发等容易污染环境，影响卫生，甚至直接威胁孕妇的身体健康。再说，万一被宠物咬伤或抓伤，还得去医院打疫苗，这对胎儿有百害而无一利。家养宠物或爱吃生肉的妇女在怀孕前应去医院检查有无弓形虫感染，这种感染虽然母体常无自觉症状，但可造成流产、早产、胎死宫内及胎儿畸形，并且可在婴儿出生后的成长过程中，造成中枢神经系统和眼部病变，后果非常严重。

7. 为什么要补充叶酸？ 何时开始服用？

从怀孕前 3 个月到怀孕后 3 个月每日补充叶酸 0.4 毫克(即斯利安 1 片)，可有效降低胎儿神经管缺陷及畸形(无脑儿、脑积水、脊柱裂)的发生。叶酸是一种重要的B族维生素,它广泛存在于各种食品中,含量较高的食品有动物的肝和肾、鸡蛋、豆类、绿色蔬菜(如菠菜,油菜,红芥菜,茴香等)、西红柿、坚果(如核桃,花生)等。缺乏叶酸可造成巨幼红细胞贫血。妊娠时叶酸缺乏可导致妊娠高血压疾病,胎盘早剥患病率增高,还可影响胎儿在子宫内的发育,造成早产和低体重儿,甚至引起胎儿畸形。由于饮食习惯及膳食中叶酸的吸收、利用率较低,因此要在孕前补充叶酸。但应注意,叶酸大剂量服用时也可产生不良反应。因为叶酸可影响锌的吸收,而导致胎儿发育迟缓、出生体重低、先天畸形等。因此,一定要在医生的指导下口服叶酸。

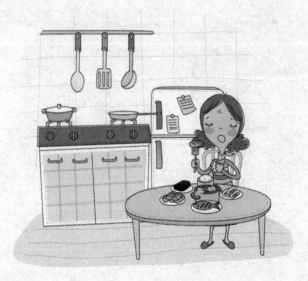

二、为妻子做好孕期保健
有利于产后康复

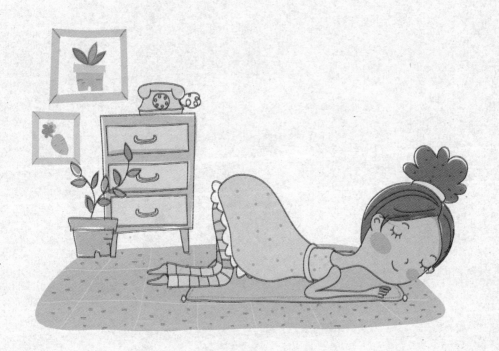

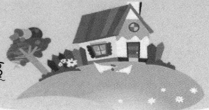

（一）了解妻子孕期的生理变化很重要

妊娠期在胎盘产生的激素作用下，母体各系统发生了一系列适应性的解剖和生理变化，并调整其功能以满足胎儿生长发育和分娩的需要，同时为产后的哺乳做好准备。

1.妻子怀孕后子宫会有什么变化？

妻子怀孕后子宫体会明显增大变软。早期子宫呈球形且不对称，妊娠 12 周时，子宫增大均匀并超出盆腔。妊娠晚期子宫多呈不同程度的右旋，与盆腔左侧有乙状结肠占据有关。宫腔容积由非妊娠时的 5 毫升增至足月妊娠时的 5 000 毫升，子宫大小由非妊娠时的 7 厘米×5 厘米×3 厘米增大至妊娠足月时的 35 厘米×22 厘米×25 厘米。子宫壁厚度非妊娠时约 1 厘米，妊娠中期逐渐增厚，妊娠末期又渐薄，妊娠足月时 0.5～1.0 厘米。子宫增大不是由于细胞的数目增加，而主要由于肌细胞的增生和肥大，胞浆内充满具有收缩活性的肌浆蛋白和肌动蛋白，为临产后子宫收缩提供物质基础。

2.妻子怀孕后阴道会有什么变化？

妊娠时阴道黏膜着色、增厚、皱襞增多，结缔组织变松软，伸展性增加。阴道脱落细胞增多，分泌物增多成糊状。阴道上皮在大量雌、孕激素影响下，细胞内糖原积聚，经阴道杆菌分解成乳酸，使阴道内酸度增高，对防止细菌感染起重要作用。

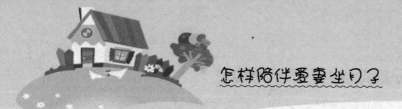

3. 妻子怀孕后外阴会有什么变化？

妊娠期外阴部充血，皮肤增厚，大小阴唇色素沉着，大阴唇内血管增多及结缔组织变松软，故伸展性增加。

4. 妻子怀孕后卵巢会有什么变化？

妊娠期卵巢略增大，停止排卵。一侧卵巢可见妊娠黄体。妊娠黄体于妊娠的最初 10 周产生雌激素及孕激素，以维持妊娠。黄体功能于妊娠 10 周后由胎盘取代。

5. 妻子怀孕后乳房会有什么变化？

妊娠早期开始增大，充血明显。孕妇自觉乳房发胀，乳头增大变黑，易勃起。乳晕变黑，乳晕上的皮脂腺肥大形成散在的结节状小隆起，称蒙氏结节（Montgomery tubercles）。胎盘分泌大量雌激素刺激乳腺腺管发育，分泌大量孕激素刺激乳腺腺泡发育。垂体生乳素、胎盘生乳素等多种激素参与乳腺发育完善，为泌乳做准备，但妊娠期间并无乳汁分泌，与大量雌、孕激素抑制乳汁生成有关。妊娠末期，尤其在接近分娩期挤压乳房时，可有数滴稀薄黄色液体溢出称初乳（colosteum）。正式分泌乳汁需在分娩后。

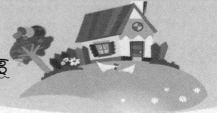

6. 妻子怀孕后皮肤会有什么变化？

妊娠期垂体分泌促黑色素细胞激素增加，加之雌、孕激素大量增多，使黑色素增加，导致孕妇面颊、乳头、乳晕、腹白线、外阴等处出现色素沉着。随着妊娠子宫的增大，孕妇腹壁皮肤弹力纤维过度伸展而断裂，使腹壁皮肤出现紫色或淡红色不规则平行的裂纹，称妊娠纹。产后变为银白色，持久不退。

7. 妻子怀孕后体重会有什么变化？

妊娠 13 周前体重无明显变化。以后平均每周增加 350 克，直至妊娠足月时体重平均增加 12.5 千克，包括胎儿、胎盘、羊水、子宫、乳房、血液、组织间液及脂肪沉积等。

（二）了解妻子孕期心理变化

1. 当妻子得知怀孕后的第一反应是怎样的？

在妊娠初期，几乎对所有的孕妇而言，都可能伴随着惊讶和震惊的反应。原先未计划妊娠的妇女，妊娠对她们来说是一个意外；但即使是一直期盼妊娠的妇女，如果真的妊娠了，她同样也会感到惊讶，因为没有人能确定自己在想妊娠的时候就能顺利妊娠。

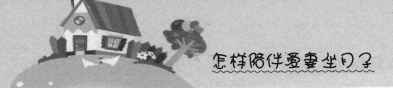

2. 怀孕了为什么会有矛盾心理？

有80％的孕妇在妊娠的初期排斥"怀孕"，认为时间不对，希望妊娠是"将来有一天"而非"现在"。许多妇女在妊娠初期有爱恨交加的矛盾心理，她既希望有孩子，却不想现在怀孕，觉得妊娠不是时候。这里可能因工作或学习等原因暂时不想要孩子，也有可能因为缺乏可以利用的社会支持系统或因为缺乏抚养孩子的知识而担心；或经济负担过重，工作和家庭条件不允许；或第一次妊娠，对恶心、呕吐等生理变化不能适应等原因。这种"矛盾心理"可能正常地出现在整个妊娠的过程中，如果此次妊娠不是计划中或希望中的妊娠，此矛盾心理会更明显，如有些孕妇会以间接方法来抱怨妊娠的不舒适，心情不好，觉得自己很难看，厌恶自己，甚至妊娠初期可能会考虑做人工流产；当孕妇感觉到胎动时，多数孕妇会改变这种矛盾的心理。

3. 怎样接受怀孕这个事实？

妊娠早期，孕妇通常会有因妊娠引起的各种不适反应，而且还没有真实感受到胎儿的存在。若孕妇接受此妊娠的事实，就会觉得快乐和喜悦，就可以调适忍受因怀孕所造成生理不适的症状，减低妊娠过程中矛盾的心理，同时可缓和情绪的波动，让自己感到有自信和希望来处理整个妊娠过程。相反，如果孕妇无法接受妊娠事实，可能会感到失望和无助，生活在被动之中，感到自己生活的世界将因妊娠而改变，怨恨自己，整日感觉自己好像是生病了，且对自己身体的不适有非常多的抱怨。

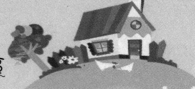

妊娠中期,当孕妇自觉胎儿在腹中活动时,真正感受到"孩子"的存在时,就开始慢慢"接受"自己怀孕的事实。同时开始关心腹中的胎儿,开始适应身体的改变,并调整与爱人、家人、即将出生的宝宝、朋友及所有人们的关系。

妊娠晚期,由于胎儿不断长大、孕妇体重增加,开始感觉行动不方便,非常容易疲倦和身体不适,盼望妊娠赶快结束。同时,也因面临着婴儿即将诞生,会产生忧虑和期盼。一方面害怕、担心分娩的过程是否顺利,自己能不能耐受分娩的疼痛;另一方面又期盼见到自己的宝宝,为宝宝准备用物,为分娩做好心理和物质准备。对分娩的事情越来越关注,主动向周围有过分娩经历的人或产科专家咨询,了解分娩过程,解决自己的疑虑,有助于选择分娩方式,克服紧张、恐惧的心理。

4.怀孕后为什么会有情绪波动?

孕妇的情绪波动很大,可能由于体内激素的改变而引起。尤其是在雌激素和黄体素持续升高时,孕妇往往会变得非常敏感,常常为了一些小事而生气哭泣,追问其原因时,又很难说出理由。所以,丈夫应该在妻子妊娠前或妊娠早期就预先了解这些,并注意妻子的情绪变化,提早给予疏导,避免成为妊娠期压力来源。

5.什么是怀孕后的内省心理?

孕妇在妊娠期会产生内省心理,表现出以自我为中心,专注于自己的身体,关心自己的一日三餐、体重、穿着,关心自己的休息,喜欢

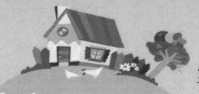

独处。这种心理状态孕妇能逐渐调节、适应，以迎接新生儿的到来。内省心理可能会使配偶及家庭成员感到受冷落而影响家庭的关系。

（三）对妻子的心理变化给予适当调节

在妊娠期有许多因素影响孕妇心理的变化，她可能变得较专注于自己，或者因行动的不便，可能对于社交活动需适应妊娠的需要而有所改变。同时要帮助妻子了解学习如何发展母亲角色的自我概念，以及亲子关系的建立，完成母性的任务。鲁宾（Rubin）曾提出孕妇要维持她个人及家庭的完整功能，以及接受新生儿的诞生，必须进行妊娠心理调节。

1. 如何确保孕妇与胎儿能安全顺利度过妊娠期和分娩期？

为了确保孕妇与胎儿的安全，孕妇的注意力要集中于胎儿和自己的健康上，主动了解有关妊娠和新生儿护理方面的保健知识，并遵守医师的建议，使整个妊娠期保持最佳的健康状况。例如，遵医嘱补充维生素，摄取均衡足够的营养以保证胎儿的生长发育，保证自己足够的休息与睡眠。

孕妇为了要确保自己和胎儿在妊娠及分娩的过程中能安全、顺利度过，在妊娠的不同时期其心理状态也应随着调适。妊娠早期，孕妇通常会先考虑自己的健康状况，如"我是真的怀孕了吗？还是生病了"？妊娠中期，孕妇渐渐觉得胎儿成为自己生命的一部分，开始主动寻求保护胎儿、监测胎儿的方法，并且开始学习胎儿出生后的护理

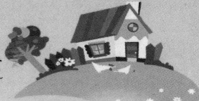

知识。妊娠晚期,孕妇会考虑到自己和胎儿的安全而主动学习监测胎儿的方法,有关分娩时的知识;了解分娩时如何减轻疼痛,如何选择分娩方式等。

2.如何使家庭重要成员接受小宝宝?

随着妊娠的进展,尤其是胎动的出现,孕妇逐渐接受了孩子,并开始寻求家庭重要成员对孩子的接受和认可。

妊娠早期,孕妇自己是否能接受已妊娠或接受胎儿是最重要的,如果孕妇对胎宝宝来临有准备,以及家庭成员也能确定接受胎宝宝,给予精神支持,她便较容易适应。根据许多研究显示,若是孕妇及其他重要的家人不能接受妊娠,这可能会造成以后的早产和婴儿体重过轻等并发症的发生。

妊娠中期,孕妇关注的重点会转向胎儿,在此时期准爸爸是关键人物,由于他的支持和接受,孕妇才能完成母性任务和形成母亲角色的认同。

妊娠晚期,孕妇关注家庭成员对胎儿性别的期望。

对未来新生儿的接受与否会影响到将来的亲子发展。若有一个有效的社会支持系统,可为她提供情绪与物质(经济支持、礼物、协助家务等)方面的支持,可使孕妇有能力有信心来应对未来生活的转变。

3.怎样学习为孩子贡献自己?

无论是生育或养育新生儿,都包含了许多给予的行为,而这种给

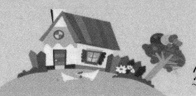

予的行为并不全是天生的,而是经过学习得来的,从妊娠开始就提供给胎儿生长的环境,这就是一种学习贡献自己的行为。妊娠早期,开始学习自制力,学习延缓自我满足以迎合另一个人的需求。妊娠中期,孕妇渐渐学会如何给予胎儿,孕妇可能会因所处的社会环境、文化信仰、家庭氛围,以及丈夫的态度而学习如何扮演一个母亲应有的"给予"行为和态度,如吃些"补"的食物助胎儿的成长。妊娠晚期,由于生理负荷加重,孕妇常感疲惫,所以特别需要丈夫的支持,给予更多的心理支持来抵抗生理的负担和心理上的负担。

4. 为什么孕妇的情绪与胎儿连成一体?

妊娠后,胎儿的生理方面自然与孕妇连成一体,随着妊娠的进展,孕妇与胎儿建立了亲密的血缘关系。尤其妊娠中期孕妇开始感受到胎动,渐渐与胎儿亲昵起来,开始表现出疼爱自己的孩子,会常常摸摸肚子且和宝宝说说亲密的话,无形中与宝宝之间产生一种无法由他人取代或分享的亲昵关系。孕妇会想象理想中孩子的模样,这种情绪和行为表现会持续至孩子出生后的成长、发展过程,为母亲今后与新生儿建立良好的情感奠定了基础。

(四) 帮助妻子顺利度过孕早期

1. 如何帮助妻子顺利度过早孕反应?

妊娠开始后,孕妇面临着妊娠给身体带来的各种不适,大多数孕

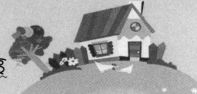

妇的反应较轻微,甚至没有任何不良感觉,但少部分孕妇会产生严重的妊娠反应,需进行治疗或住院。医务人员应在孕妇初次产前检查时对她们的身体和胎儿发育进行评估,若已有不适症状出现,医务人员应提供减轻不适的方法、给予孕妇支持,并鼓励其定期做产前检查以监测孕妇和胎儿的健康情况。对于高危妊娠的孕妇,医务人员应能及早辨认危险、及时告知注意事项并提供恰当的治疗,保证母子健康,预防不幸发生。

妊娠早期可出现一些消化道症状,如恶心、呕吐。胃贲门括约肌松弛,胃内容物反流至食管出现灼热感。孕吐是怀孕妇女早期的不适症状之一。这种症状可在妊娠第7~8周时达到高峰,通常在妊娠早期(怀孕3个月)结束前逐渐消失。症状轻者不必治疗,但有少部分的孕妇症状明显,出现严重呕吐现象。频繁呕吐时,无法摄入水或食物,甚至导致脱水、少尿、酮体堆积,引起神经病变等,应给予治疗纠正脱水现象,并补充必需的营养。

这期间准爸爸应该配合妻子做好以下工作:

(1)避免空腹:清晨起床时先喝一杯水吃些饼干或面包片,以减少晨起呕吐,因为空腹时较易发生晨吐现象。起床时动作宜缓慢,避免突然起身;每天进食5~6餐,少量多餐,避免空腹状态;两餐之间进食液体;食用清淡食物,并避免特殊气味或油腻的食物、难以消化的食物;尽可能规律定量饮食,保证营养的平衡,保证液体的摄入,呕吐严重不能进食时要及时就诊,避免体内酮体堆积过多影响胎儿。

(2)给予精神鼓励和支持,以减少心理的困扰和忧虑:如妊娠12周以后仍继续呕吐,甚至影响孕妇营养时,应考虑妊娠剧吐的可能,需住院治疗,纠正水电解质紊乱。对偏食者,在不影响饮食平衡的情况下,可不做特殊处理。

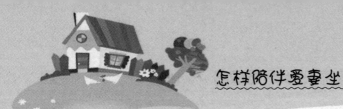

2.妻子怀孕后出现尿频与尿急的现象正常吗?

妊娠早期由于增大的子宫压迫膀胱而出现尿频、尿急症状,于妊娠 12 周左右症状自行消失。妊娠后期,胀大的子宫压迫膀胱使膀胱的容积减少,尿频的情况再次出现,此症状不属于病理现象,无须治疗。为不影响夜间休息,睡前应减少液体摄入量,但不要减少每日液体的总摄入量。

3.妻子怀孕后为什么有时出现腿部肌肉痉挛的现象?

孕妇腿部肌肉痉挛多发生于小腿腓肠肌,多在夜间发生,原因尚不完全清楚,可能与钙离子浓度降低或钙、磷的比值不当有关。

当发生肌肉痉挛(抽筋)时可以将腿伸直或按摩痉挛的部位可以缓解。孕期孕妇要在医师的指导下服用钙剂、鱼肝油、维生素 B_1 等,有预防作用。

4.怀孕后阴道分泌物增多正常吗?

妊娠时阴道黏膜和子宫颈腺体受激素影响,使血流增加,黏膜变软、增生变厚,子宫颈分泌物增多,这些生理的变化造成阴道分泌物(白带)增多,但分泌物的颜色应是清澈、白色,若有黄色或咖啡色的分泌物则可能有子宫颈糜烂,造成溃疡、出血等现象。因此,孕妇要做好外阴的清洁卫生,每日沐浴,更换内裤。内裤应采用棉质布料,白带过多时可使用卫生棉垫。避免自行阴道灌洗或喷搽除臭剂,若

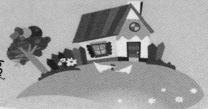

阴道分泌物的颜色、性质或味道改变时应及时就医。

5. 妻子怀孕后牙龈为什么会出血?

怀孕时,由于雌激素的影响,牙龈充血、增生、水肿,刷牙时易引起牙龈出血。妊娠期唾液分泌的增加,有时有流涎现象。

孕妇进食后应漱口或刷牙,选择软毛、刷柄角度适当弯曲(以深入内面和后面的牙齿)的牙刷,要掌握正确的刷牙方法。若出现牙龈发炎应就医,但应告知牙医目前为妊娠状态,避免接受 X 线照射。

6. 怀孕的妻子为什么总说腰背疼痛?

妊娠时,由于关节韧带变得松软,增大的子宫向前凸出,使身体重心后移,腰椎弯曲度加大,向前凸使背肌处于持续的紧张状态,孕妇常出现轻微腰背痛。症状严重者,应及时查找原因并治疗。指导孕妇正确的坐、站、走路和提重物姿势。做骨盆摇摆运动可以减轻背痛不适,避免穿高跟鞋、睡硬板床或较硬的床褥可缓解背痛。弯腰、提重物或起床时避免过度伸展背部,以免造成背部肌肉扭伤使背痛加剧。若腰背痛是缺钙所致,需及时补充钙,严重者可卧床休息。

7. 怀孕的妻子为什么会出现下肢静脉曲张?

妊娠期,由于血容量增加、内分泌变化及增大的子宫压迫,下肢静脉常因血液循环不佳,造成血液滞积引起静脉曲张。妊娠后期,胎头进入骨盆腔会对骨盆静脉造成压迫而造成血液淤积,也使下肢静

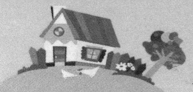

脉曲张,有时胎头压迫外阴部静脉,使外阴部静脉曲张而导致阴唇肿胀、充血,有坠胀感。静脉曲张可随妊娠次数增多而加重。

孕期叮嘱妻子避免长时间站立或坐着,应经常改变姿势或活动以促进下肢血液循环。卧床时适当抬高下肢以促进下肢静脉血液回流。避免穿着过紧的裤和袜。症状严重者,可使用弹性绷带或弹性袜。

应每天陪伴妻子做些柔和的运动,如散步、柔软体操、瑜伽等,以增加肌肉血管壁的弹性,促进血液循环。

8.怀孕的妻子得了痔疮怎么办?

妊娠末期增大的子宫压迫和腹压增加,加上胎头压迫,使痔静脉回流受阻和压力增高导致痔静脉曲张。直肠血液回流也受到阻碍造成直肠静脉曲张,一般称为痔疮。孕妇可能无自觉症状,也可能有排便时肛周疼痛或出血等不同表现。因妊娠而引起的痔疮在产后会慢慢自愈,但若是孕前即有痔疮,则妊娠时症状会较严重,若经常出血则应求医诊治。

应该注意禁食辛辣食物,多饮水,多吃水果、蔬菜和高纤维素食物,养成定时排便的习惯,增加运动以减少便秘的形成。卧位时可将臀部稍抬高以利骨盆腔及直肠肛门血液回流,若已有痔疮者,保持软便防止便秘、避免加重症状。

9.怀孕的妻子下肢水肿怎么办?

一般水肿发生在妊娠 24 周左右,以后随子宫增大对骨盆静脉的

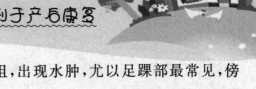

压力逐渐增强,下肢血液回流受阻,出现水肿,尤以足踝部最常见,傍晚明显,多为正常现象。有时手掌、手指也会因液体积聚而觉得紧绷不灵活。如果出现全身性水肿则属异常情况,应该及时就医。

因此,要嘱咐孕妇避免久坐或久站加重液体滞留足部,可抬高足部或做足部关节运动以促进血液回流。避免摄取含高盐分的食物。

10.为什么妻子怀孕期间会出现腹部疼痛?

由于妊娠期子宫增大,子宫圆韧带、阔韧带及输卵管韧带被牵拉,静脉回流受阻,盆腔淤血,而使一部分孕妇出现腹痛症状,轻者一般不需处理,重者对症治疗,分娩后症状自行消失。

11.妻子妊娠中期为什么会出现敏感宫缩?

妊娠中期,孕妇常常会出现妊娠无痛性子宫收缩,自觉腹部变硬。其特点为稀发、不规律和不对称。这是因为随着妊娠日数的增加,子宫肌纤维被拉长而变敏感,收缩渐趋频繁。

(五) 孕早期保健

1.妻子怀孕后性生活应注意什么?

孕早期性交不当可导致孕卵或胚胎从着床部位剥离出血,引起流产。所以,妊娠头 3 个月内最好不要行房事,或者应尽量减少频率

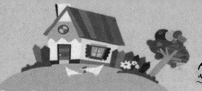

和强度。若孕妇有习惯性流产史,应严格避免房事。其实表达爱情是有很多种方式的。

2. 怎样为妻子做好孕期营养调配?

民间对孕妇的饮食很讲究,好多东西被列为"禁忌",如吃兔肉容易使胎儿兔唇,吃黑鱼会使孩子皮肤变黑等。这些都不是科学的说法。

孕妇的饮食和营养在某种程度上决定着孩子的未来。当今社会不愁吃不愁喝,但成天大鱼大肉、山珍海味未必是好事,孕妇尤其要注重营养均衡,平时要多吃蔬菜、水果及豆类食品,不能偏食。

怀孕后,医生和热心的亲朋好友常常会建议孕妇多吃些营养价值相对较高的食物,而许多孕妇往往一次大量进食这些食品。其实,人体对各种营养物质的吸收并不是多多益善,而是按照一个固定的比例吸收。以蛋白质的吸收为例,如果摄入的某种氨基酸过少,即使其他氨基酸的摄入都满足要求,人体仍然会以摄入量少的氨基酸为基数,决定其他氨基酸的吸收量,多余的部分或是转化为热能或是转化为脂肪储存起来。所以,饮食的多样化最为重要。

另外,咖啡、浓茶最好少喝或不喝,这些对胎儿发育有不利影响。

3. 为什么说孕期合理加强营养很重要?

因为胎儿从受精卵,经过"十月怀胎"成长到体重 3 000～3 500克,身长 50 厘米左右的新生儿,要直接从母体血液中吸收丰富的营养。如果孕期营养不良,就会影响胎儿发育,严重的会导致胎儿畸

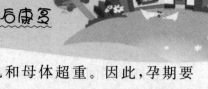

形。但如果营养过剩，又易出现巨大儿和母体超重。因此，孕期要求补充的营养主要是蛋白质、不饱和脂肪酸和各种维生素及微量元素。

孕妇对营养物质的需求增大，一方面满足腹中新生命成长所需要的营养，另一方面妊娠妇女全身血量和循环也增加很多，代谢作用也较孕前旺盛，再加上日渐增大的子宫和乳房，使孕妇的负荷日渐增加。这些使得妇女在妊娠期需要增加额外、特定的营养素和充足热能，来保证和促进母婴健康。

4. 如何保证孕妻的合理营养？

为了保持营养的平衡，食物必须多样化。为此需要对各种食物有个基本的了解，这样才能更好地选择和安排每日的食谱。一般来说，人体需要 40 多种营养物质，这些物质只有吃多样化的食物才能满足。膳食营养的金字塔尖部是脂肪和糖类食物，包括肥肉、食用油、糖和甜食，应少吃。第二层是蛋白质类食物，包括鲜奶、酸奶、奶酪、瘦肉、鸡、鱼、干果、鸡蛋和豆类食品等，可食 2～3 份；蔬菜、水果，可分别吃 3～5 份和 2～3 份。最底层是基本的淀粉类，包括面包、谷物、大米和面条，可吃 6～11 份。

当孕妇度过早孕期（易有恶心、呕吐）后，胎儿的生长速度逐渐加快，所需的热能和营养素也日益增加。母亲营养是否充足和胎儿大小有密切关系，适当的补充营养是预防出生体重过轻新生儿的有效方法。因此，除非因某些身体症状（高血压、糖尿病等）而需给予特殊的营养摄取建议外，孕妇应在孕期摄取较孕前更多的热能和各种营养素。

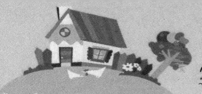

在妊娠期间,孕妇的营养尤其重要,既要保证自己正常新陈代谢的需要,又要供给胎儿发育所需的营养。妊娠期营养摄取是否适当,对母亲和胎儿的健康均有极大的影响。妊娠期妇女的营养不良,会直接影响胎儿的骨骼、神经系统,以及脑部的发育和智力发育,导致胎儿器官发育不全、胎儿生长受限,造成流产或畸形,胎儿体重过轻、早产、胎死宫内、婴儿死亡率增高。孕妇营养摄入过多,体重增加过多,这类孕妇易导致胎儿过大,增加了难产和剖宫分娩的概率。同时,孕期体重增加过速的妇女患子痫的概率增加。由此可见,均衡的营养摄取对保证母亲和胎儿的健康很重要。因此,加强孕期营养指导是产前保健的重要工作。

5. 怀孕的妻子热能摄入量应是多少?

根据世界卫生组织(WHO)的建议,在 280 天的妊娠期间应增加约 334 720 千焦(80 000 千卡),平均一天需增加 1 255.2 千焦(300 千卡)热能。

孕妇的基础代谢率较未妊娠时约增加 20%,因此对热能的需要也随之呈正比增加。除了热能摄取的增加外,孕期各营养素的需求和摄取也有改变。

妊娠初期,基础代谢与正常人相似,所需热能相同,但在妊娠中、末期代谢率比正常人增加,即每天要增加 836.8～1 841 千焦(200～440 千卡)。热能主要由蛋白质、脂肪、糖类供给,这三者称为热能营养素,一般以糖类摄入量占热能的 60%～65%,脂肪占 20%～25%,蛋白质占 15%为宜。

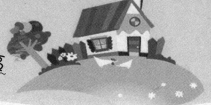

6. 怀孕的妻子蛋白质摄入量应是多少？

在孕期需增加蛋白质的摄取。一方面供应母体组织（如子宫、乳房）的发育和血量（红细胞总数）的增加；另外也供给胎儿和胎盘的生长发育。妊娠期每天需要优质蛋白质（含人体必需氨基酸的蛋白质85克左右，非妊娠期60克），方可满足孕妇的需要。足月胎儿体内含蛋白质400～500克，整个孕期共需增加925克的蛋白质。妊娠后每天约需增加4克蛋白质。这些蛋白质需要孕妇在妊娠期间不断从食物中获取。所以，孕妇要选择优质蛋白（如奶、蛋、瘦肉、鱼、虾、豆制品等）的摄入。

蛋白质必须以氨基酸的形式才能被母亲和胎儿利用并合成身体所需要的物质，不能自身合成而必须由外界提供的氨基酸为必需氨基酸，必需氨基酸大部分在奶、蛋、肉类中，少部分在谷类、豆类内含量丰富。素食者在妊娠期间，应注意摄取足够的优质蛋白质。如果一个孕妇热能摄取不足，蛋白质常会优先被身体利用、分解产生热能，影响母体和胎儿之生长发育。

7. 怀孕的妻子糖类摄入量应是多少？

怀孕期间糖类的需求量改变。在孕期，血浆中葡萄糖的浓度略微下降，可能因为胎儿和母体组织生长发育所耗用；但是由于妊娠激素浓度上升的影响使得母亲本身对胰岛素的抵抗作用增加，因此妊娠期间母亲的血糖呈现动态的平衡状态，为配合孕期体内糖分调节的变化，应鼓励孕期多摄取多糖类，因单糖类易导致体内葡萄糖浓度

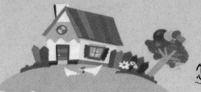

明显的升降。孕妇体内多余的葡萄糖会转变成脂肪,储存在体内组织,以预备将来提供热能的需要。

8. 怀孕的妻子无机盐摄入量应是多少?

(1)铁:主要构成血红蛋白。孕妇对铁摄取不足,易发生缺铁性贫血。孕妇如果在孕前体内有足够的铁的储存,在怀孕早期、中期并不需要特别补充铁剂。到了妊娠晚期因胎儿对铁的吸收量大增,吸收率增加,加上我国很多地区存在饮食中铁质摄取不足,不能满足孕期的需要,因此需额外补充铁质。孕妇每日应多摄入 3~5 毫克铁。动物肝脏、血、瘦肉、蛋黄、豆类、贝类及各种绿叶菜均为含铁多的食物。铁质在酸性环境中较易吸收,同时小肠壁细胞会借助铁蛋白来调节体内铁的吸收,孕妇不必过早补充铁质,但贫血的孕妇食物中摄取的量满足不了需求,必须补充铁剂(药)。

(2)钙和磷:钙质对胎儿骨骼和牙齿的生长发育有极大的影响,孕妇在妊娠期间吸收的钙质有许多储存于胎儿组织,其次是胎盘和子宫。孕妇若钙摄取缺乏,则会影响母亲骨骼中钙之密度,同时对新生儿骨骼的密度也会有不利的影响。在整个孕期孕妇需增加钙质的摄入,以满足胎儿生长的需要。妊娠中期,孕妇为储存将来供母体、胎儿生长需要的足够的钙,应增加摄取量 500 毫克/日;妊娠晚期因胎儿需要增加,仍应补充 500 毫克/日的钙。乳制品中,钙的含量丰富,如每 100 克牛奶中含有 86 毫克的钙,是同样重量大米含钙量的8~10倍,是面粉的 3 倍。因此,奶类是补充钙的最佳食物。妊娠期间的妇女最好每天饮用 500 毫升牛奶,可提供 200~400 毫克的钙。血中磷的吸收和钙质的吸收有关,理想的钙磷比约为 1:1,因此磷的摄取与

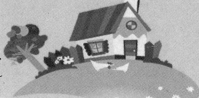

钙相同,于妊娠中晚期增加 500 毫克/日的磷质。血中钙质的吸收和维生素 D 的存在也有关。

(3)碘:碘为合成甲状腺素的主要成分之一。孕妇若有甲状腺素不足,婴儿容易罹患呆小症,故在妊娠期应注意碘的摄取,每天摄取量应在 175 微克以上。尤其是在妊娠中晚期因母体和胎儿快速的生长发育,代谢率也增加,所以应增加碘的摄取,建议孕妇在妊娠期间使用碘盐。

9.怀孕的妻子维生素摄入量应是多少?

维生素在体内含量虽少,却是维持母亲和胎儿正常生长发育所必需的元素,在妊娠期间摄取适量的维生素是必要的,因为维生素摄取过量或不足,对母亲和胎儿均有不良的影响。在胚胎成形时期,若摄取维生素不足,可能发生胎儿先天畸形或引起流产发生。维生素摄取不足,对母亲的影响可自产前延伸到产后,包括妊娠期的健康状况、产后充足的乳汁分泌、乳汁的成分等。但是,这些维生素若摄取过量,也会对胚胎形成和胎儿的生长发育产生不利的影响,胎儿出生后的健康也较差。

(1)维生素 A:维生素 A 是视网膜在暗光中视物必需的物质。维生素 A 在维持上皮组织的完整性亦具重要功能。孕妇每日需维生素 A 300 微克。动物肝脏、蛋黄、肾脏等均为维生素 A 含量丰富的食品。

(2)B 族维生素:包括维生素 B_1、维生素 B_2、维生素 B_6、烟酸、维生素 B_{12} 等。维生素 B_1 对消化、发育和乳汁分泌影响很大。维生素 B_2 不足的妇女,可能在妊娠早期易发生妊娠剧吐,也可能导致胎儿出

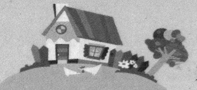
生体重过轻或影响母亲乳汁分泌。缺乏维生素 B₆ 可能会引起神经系统的疾病。B 族维生素广泛存在于谷类、动物肝脏、干果、绿叶菜、牛奶、肉、鱼、禽、黄豆等食物中。

(3)维生素 C(抗坏血酸):维生素 C 是胶原形成的必要物质,胶原能减轻孕期的静脉曲张。维生素 C 摄取不足,较易有牙龈肿胀或碰触易出血。维生素 C 在孕期有稳固胎盘的作用,并有助于自肠道吸收铁质,维生素 C 也是一种有效的解毒剂。在妊娠中晚期时应每日增加维生素 C 10 毫克。

(4)叶酸:它对红细胞分裂、生长、核酸的合成具有重要作用,是人体的必需物质。妊娠早期缺乏叶酸,可导致胎儿出现神经管畸形,如常见的无脑畸形和脊柱裂等。孕妇在服用叶酸同时,还应注意从食物中摄取,如动物肝脏、酵母及绿色蔬菜等。

(5)维生素 D:调节血中钙离子浓度的平衡。孕妇在孕期应增加维生素 D 的摄入,在妊娠中晚期应增加 5 微克/日之维生素 D 的摄取,以促进钙质的吸收。可多晒太阳及补充富含维生素 D 的食物,如牛奶、蛋黄、肝脏等。

10. 怎样才能减轻妻子孕期贫血?

孕妇妊娠期血容量增加,对铁的需求量增多,易出现缺铁性贫血,应注意饮食中多吃一些富含铁的食物,如通过饮食仍不能满足机体需求时,应在医生的指导下口服铁剂补充。

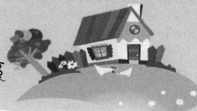

11.何时陪伴妻子去做产前检查?

　　孕妇的产前检查是经常和必需的,而且越临近分娩检查的次数应越多。产前检查的目的是维护母亲和胎儿健康,确保安全、顺利分娩的重要措施。妊娠期保健包括孕妇管理、产前检查、母体和胎儿情况的监测评估等。产前检查可根据孕妇孕期的不同特点,给予护理及指导,减少孕期妇女身体和精神上的不适,并预防各种并发症的发生,使孕妇在整个孕期保持身体健康,安全地分娩。产前检查能预防严重产科并发症的发生。因此,医护人员自孕前、孕期、分娩期到产褥期应提供连续的指导,通过对孕妇及胎儿的检查,及时发现异常,并尽早给予纠正,以降低新生儿和孕产妇死亡率和患病率,保证孕产妇和新生儿的健康,进而提高全国人口的素质。

　　准爸爸坚持陪妻子去医院做检查,不仅是当丈夫的责任,也是增进夫妻感情的机会,更重要的是在检查过程中如出现"问题"能及时安慰和鼓励妻子。孕妇对胎儿的任何变化非常敏感,一些不是问题的问题往往引起她们的恐惧、担心或是痛苦,丈夫的安慰和陪伴是非常重要的。

　　一般3个月开始产前检查,一共检查10~12次。孕28周以前,1个月检查1次,28周以后每2周检查1次。孕36周以后1周检查1次。孕3个月可以在腹部听到胎心音。孕5个月必须做B超,了解胎儿有无畸形。孕37周后必须每周做一次胎心监护,了解胎儿在宫内是否缺氧。血、尿常规每月查1次,孕期要做心电图、血糖、尿碘检查。

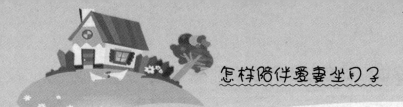

12. 如何为妻子推算预产期？

从最后一次月经的第一天算起，最后一次月经的月份数＋9或－3；最后一次月经的日子数＋7。例如：妻子的最后一次月经的第一天是 2002 年 1 月 1 日，预产期就为 1 月＋9 月，1 日＋7 日，即 2002 年 10 月 8 日。如果最后一次月经的第一天是 2002 年 9 月 6 日，那么预产期就是 9 月－3 月，6 日＋7 日，即 2003 年 6 月 13 日。从卵子受精到婴儿的诞生一般是 266 天。由于不能准确地获知卵子受精的时间，所以只能根据末次月经推算预产期，即整个妊娠期为 280 天，而预产期拖后或提前 2 周，都是足月分娩。

13. 孕妇怎样保持适当的活动？

怀孕期间可以适当地增加睡眠时间。在孕早期多数孕妇会比较嗜睡，这是一种正常的生理反应，最好顺其自然。另外，怀孕期间不要让妻子过分操劳，尽可能地保持有规律的生活。

怀孕不是生病，是一个正常、自然而健康的过程，要正确地对待。孕期是可以进行适量的体育运动的。如果妻子在怀孕前经常进行体育运动，且运动幅度不很剧烈，运动量不是很大，可以陪伴妻子坚持孕前的运动。如果在怀孕前没有体育锻炼的习惯，在怀孕后可以散步和游泳，并在身体感觉舒适的情况下，适当加大运动量。

有习惯性流产的孕妇，在做任何运动之前，必须征求医生的意见。

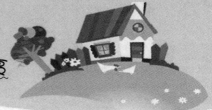

14. 妻子孕期的睡眠和休息应注意什么？

孕妇身体负担重且容易疲劳，需要充足的睡眠和休息。除了晚上至少 8 小时的睡眠外，中午最好有 1～2 小时的休息。卧室要常开窗通风，室内温度不宜过冷过热。至于睡眠姿势以舒适为原则，孕早、中期子宫小时，仰卧位和侧卧位均可以，孕晚期子宫增大时应取侧卧位，避免妊娠的子宫对下腔静脉的压迫，以保证胎盘的血流，促进胎儿的正常发育。

15. 造成小儿先天畸形不可忽视的因素有哪些？

孕早期是优生优育的关键，诸多因素可导致小儿发生先天畸形。

（1）药物：有些药物可以通过胎盘影响胚胎及胎儿发育，对胚胎或胎儿产生毒害，导致胎儿畸形或致癌。这些药物主要包括抗癌药，抗结核药，精神类药物，抗生素类药物和一些治疗糖尿病和甲状腺功能亢进的药物。因此孕妇用药应慎重，特别是妊娠初期 3 个月，需要在医生的指导下合理用药。

（2）化学物质和重金属：主要有有机汞，杀虫剂，去锈剂等。孕妇应避免接触。

（3）电磁波及核辐射：妊娠早期不宜做 X 线、CT、磁共振等检查，以及放疗、化疗等。

孕期尽量不接触以上因素。

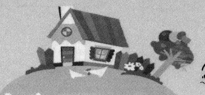
16. 妻子怀孕了能佩戴隐形眼镜吗?

妇女在怀孕期间体内激素的分泌会发生变化,从而引起孕妇眼角膜含水量的改变,往往会导致角膜水肿,若继续佩戴隐形眼镜,可造成不适感。由于角膜的肿胀,使角膜与隐形眼镜紧紧贴在一起,影响隐形眼镜的通气性,可发生感染。

17. 妻子怀孕了能化妆和染发吗?

爱美是女人的天性,化妆可以增强女性的自信,孕妇也不例外。部分孕妇的面部由于孕后体内激素分泌失调,会出现面疮、粉刺和雀斑,这时可以选择合适的护肤品,进行适当的皮肤保养,但最好少用或不用化妆品。由于孕妇的皮肤较为敏感,而化妆品中很多成分具有刺激作用,如使用不当,可引起毛囊炎、过敏等皮肤反应。更有某些劣质化妆品含有致癌化学成分,所以如必须化妆,孕妇应根据皮肤的类型和孕后的皮肤变化慎重选择化妆品。此外,孕妇最好不要染发,尤其是怀孕初期3个月。因为染发剂中有些化学制剂可能对胎儿发育有不良影响,如铅含量超标。

18. 妻子怀孕早期出现哪些症状需要去医院检查?

警惕早期阴道出血!如果在怀孕的8~12周出现不规则的阴道出血,并伴有一侧下腹疼痛,过去有盆腔炎或不孕症病史,这时可能是宫外孕,一定要及时去医院诊断,以防宫外孕破裂大出血,引发休

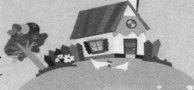

克。如果出血多,有可能怀的是葡萄胎,也一定要到医院及时处理。如果经检查胎儿发育正常,但阴道仍出血不止,此时有可能是宫颈局部病变引起的,如宫颈炎、宫颈息肉、宫颈糜烂等,无论是哪一种病引起的,都应及时就诊。

19. 孕早期如何进行胎教?

胎教的核心就是要求准妈妈们保持开朗、乐观的心态,在内分泌系统的作用下,胎儿虽然不知母亲因何而高兴,但也在不知不觉中处于一种愉悦的状态中。因而孕妇的心理调节非常重要,这不仅需要孕妇本人的努力,更需要家人的配合,尤其是丈夫给予的关怀与呵护,对营造出一种温馨的家庭气氛十分重要。一个自信,充满好奇心和爱心的妈妈所孕育的婴儿,一定也会在无意识中秉承妈妈的这些优良品质。

(六) 孕中期保健

1. 孕中期妻子身体会有哪些变化?

首先,妊娠反应减轻或消失;食欲增加,体重以每周近500克的速度开始增加,腹部开始隆起,怀孕的体征已经很明显了;乳房继续肿胀,乳头、乳晕颜色加深;阴道分泌物增多,经常洗澡和勤换内衣显得很重要;有些孕妇会出现头痛和失眠,牙龈、鼻黏膜充血或出血等症状;孕妇可以感觉到胎动;有些孕妇脚部出现水肿或下肢水肿和静脉

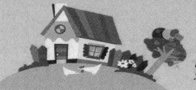

曲张。另外,由于基础代谢升高了 20%～30%,变得比较怕热,经常出汗,并较怀孕前耐寒。由于激素的影响及子宫的增大压迫直肠,经常会发生便秘。

2. 孕中期去医院做哪些检查?

在妊娠 4 个月左右的时候,进行一次产前初诊,了解以往的身体状况、患病史、婚姻家庭情况,同时对孕妇进行全面身体检查,重点检查心、肝、肾,以及做些常规实验室检查,如血尿检查、生化检查等。之后大约每个月进行一次检查,主要是胎位、胎心、胎儿发育等产科检查,并测量孕妇的血压、体重、尿蛋白等。

3. 孕中期的性生活注意些什么?

妊娠中期,胎盘形成,妊娠相对稳定,流产机会大大减少。除非习惯性流产,一般不禁止房事。但不宜过频或过于强烈,并且注意不要压迫妻子的腹部。在这段时间夫妻性生活时可以尝试一些新的体位。

4. 怎样寻求必要的孕期保健知识?

可以通过各医院的孕妇学校、咨询门诊,书刊杂志,电视,光盘,网络等寻求必要的知识。

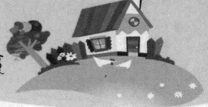

5. 孕期乳房护理注意些什么？

在孕中期，由于乳房的胀大，原有的乳罩可能佩戴起来不太舒服，需要选择大一号的乳罩，最好选择肩带较宽的乳罩，以便更好地撑托乳房。这段时间要注意乳房的卫生，应每日进行淋浴，保持乳房清洁卫生。

6. 孕中期如何进行胎教？

胎教是有目的、有计划地为胎儿的生长发育实施的最佳措施。有人提出两种胎教方法：①对胎儿进行触摸训练，激发胎儿的活动积极性。②对胎儿进行音乐训练。

这是一个新爸爸的心声：妻子是"不愿让孩子输在起跑线上"的人，对于胎教，她郑重其事，自怀孕的那天起，她每天睡觉前都会不厌其烦地给肚子里的宝宝放音乐、讲故事，自言自语，搞得津津有味。她给我布置的任务除了跟宝宝说话外，还得给他背唐诗或唱儿歌，内容重复可以，但不做不行。那段时间，我重温了《登鹳雀楼》、《早发白帝城》等诗句，以及《世上只有妈妈好》、《两只老虎》等儿歌，至今对其内容烂熟于心。不知是否真的管用，现在每当我对着几个月大的儿子背诵"白日依山尽，黄河入海流"等诗句，或是唱到"有妈的孩子是个宝"的歌词时，他就会冲着我乐，有时还咯咯地笑出声来。

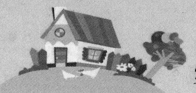

7. 妻子产前检查发现血糖过高怎么办？

妊娠糖尿病是指孕前血糖正常,怀孕 20 周后出现血糖增高的情况。妊娠合并糖尿病包括两种情况,即妊娠前已有糖尿病和妊娠后才发生或首次发现的糖尿病,后者称妊娠期糖尿病。

(1)妊娠前已确诊为糖尿病:妊娠前已被确诊的糖尿病妇女合并妊娠或妊娠前糖耐量异常,妊娠后发展为糖尿病,分娩后仍为糖尿病的患者,此类型不足 20%。

(2)妊娠期糖尿病:指妊娠过程中初次发生的任何程度的糖耐量异常,不论是否需用胰岛素治疗,不论分娩后这一情况是否持续,均可诊断为妊娠期糖尿病,占妊娠合并糖尿病总数中的 80% 以上。一部分妊娠期糖尿病妇女分娩后血糖恢复正常,有些患者在产后 5～10 年有发生糖尿病的危险,故应定期随诊。

如果怀孕期间血糖控制不好,母亲容易并发妊娠期高血压病、羊水过多、胎膜早破、感染等,胎儿容易出现宫内发育迟缓、巨大儿、胎死宫内等。因此,在整个孕期应按医生的意见定时检查血糖或住院观察治疗,分娩时间和分娩方式由医生根据病情决定,这样可增加母婴的安全性。

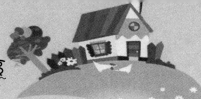

（七）孕晚期保健

1. 孕晚期妻子的身体有哪些变化？

由于子宫的增大，压迫肺部和胃部，导致呼吸困难，食欲下降，子宫对直肠和膀胱的压迫导致便秘和尿频；腹部的增大，造成皮下弹性纤维断裂，某些孕妇会出现妊娠纹；体内激素水平的变化，使面部色素沉着，皮肤变得晦暗；出现头痛、头晕、失眠等情况；阴道分泌物继续增多，在孕晚期不规则的宫缩增多，骨盆和耻骨联合部位有不适感等症状。

2. 孕晚期妻子应做哪些产前检查？

孕晚期除了常规检查，以及针对某些特殊病症的专项检查外，还要测定胎盘功能和测定胎儿成熟度等。产前检查一般包括：量血压、体重，测宫高、腹围，查胎心、水肿情况，验血、尿常规等。孕晚期检查的间隔时间由原来的 1 个月 1 次，逐渐过渡到每 2 周查 1 次，自 37 周开始每周就必须检查了。

3. 如何在家中进行胎儿监测？

胎心音计数和胎动计数是孕妇自我监护胎儿宫内情况的一种重要手段。教会家庭成员听胎心音并做记录，不仅能了解胎儿宫内情

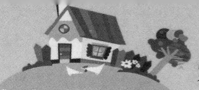

况,而且可以使孕妇和家庭成员之间的亲情关系更和谐。

胎动是胎儿身体在子宫内的活动,是表示子宫内生命存在的象征。数胎动是自我监护胎儿情况变化的一种手段。妊娠18~20周孕妇开始自感有胎动,正常情况下每小时3~5次,如有宫内窒息,可出现胎动异常。孕妇自30周起每日早、中、晚各数1小时胎动,每小时胎动次数应不少于3次。将早、中、晚3次检测的胎动次数总和乘4,即得出12小时胎动次数。如12小时的胎动次数在30次或以上,反映胎儿的情况良好;如下降至30次以下,多数胎儿有宫内缺氧,需及时到医院就医,进一步诊断并采取措施。

4. 如何为妻子做好分娩的物品准备?

去医院前,首先不要忘记带病历,围产期保健手册。其次可适当地准备一些分娩前后需要的换洗衣物和盥洗用品,以及宝宝在医院期间和出院时需要的物品和衣物。

(1)妻子的用物:产妇的证件,如医疗证(包括孕妇联系卡)、挂号证、医保或公费医疗证。带好身份证、母婴保健手册、住院用的押金,以及脸盆、洗漱用品、卫生巾、内衣、内裤等。孕妇一般需要睡衣2件,最好是前开襟,易于穿脱的;内裤3~4条,分娩前后需要不同的型号;哺乳用乳罩2~3件,最好是前系扣型;袜子2双,拖鞋最好是防滑底儿;毛巾3条,分别用来洗脸,洗脚和洗下身;餐具1套,盥洗用具1套,以及出院后穿着较为肥大的衣物。

(2)婴儿的用品:大部分医院为产妇准备好婴儿出生时所穿的衣物,如果孕妇已经选择好分娩的医院,可以向医院的工作人员询问。

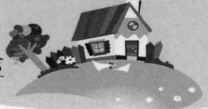

# 二、为妻子做好孕期保健有利于产后康复

5. 如何帮助妻子做好分娩的心理准备？

多数孕妇由于缺乏了解分娩知识，会产生焦虑和恐惧心理，而这些心理问题又会影响产程进展和母婴的安全，因此帮助孕妇分娩前做好充分的精神和身体方面的准备是保证安全分娩的必要条件。

孕妇应该在精神上和身体上做好准备，树立自然分娩的信心，用愉快的心情来迎接新生儿的诞生。准爸爸应该给妻子关怀和鼓励，孕妇周围的亲朋好友及医务人员也应该给孕妇一定的支持和帮助。在孕期参加孕妇学校或准父亲学习班，了解分娩的相关知识，或向产科专家咨询，对自己的妊娠和分娩全面情况有一个清楚的了解，以去除不良的情绪，保持良好的心理状态。实践证明，思想准备越充分的孕妇，分娩时难产的发生率越低。

6. 如何帮助妻子做好分娩的身体准备？

睡眠休息：因分娩过程中体力消耗较大，尤其是初产妇产程常需要十几个小时的时间，因此孕末期注意保证妻子有充足的睡眠时间和良好的休息环境，以保证充沛的体力用于分娩。

十月怀胎一朝分娩。在分娩过程又有许多未知因素影响分娩过程的顺利进行，如产力的强弱、儿头与骨盆是否相称、胎儿在宫内是否能耐受阵阵宫缩、会不会出现产时大出血等。有些在产前检查正常的孕妇，在分娩过程中也会出现意想不到的危险，因此需要有经验的医师和助产士帮助，预防或减少危险的发生。同时医院各种抢救设备齐全，助产人员经过专门的培训，人力物力充沛，能够应对产时

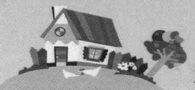

发生的各种危险情况,确保母婴安全。因此,在接近预产期时就应逐渐做好住院分娩的准备。

7. 如何识别分娩征兆?

多数孕妇的预产期都能预测,但却无法预测分娩的准确时刻。一般说,即将分娩时子宫会出现有规律的收缩。收缩时腹部变硬,孕妇有疼痛的感觉,停止收缩时子宫放松,腹部转软,痛感消失。由于子宫颈扩张和胎儿逐渐下降通过产道娩出,疼痛是必然的。有的孕妇会出现分娩的假象,或子宫不规律的收缩。一般来讲,真假临产有时较难辨别。通常假分娩宫缩无规律,且宫缩程度不如真正临产那么剧烈。辨别的办法是检查子宫颈是否扩张,胎儿先露部是否下降。

另外还有一些征兆,如:①胎儿下降感。孕妇感觉上腹部较前舒适,进食量增加,呼吸轻快,这是胎儿头部已经进入骨盆,这种情况多发生在分娩前的一周或数小时。②见红。在分娩发动前 24～72 小时,因子宫颈内口附近的胎膜与该处的子宫壁分离,毛细血管破裂经阴道排出少量血液,与宫颈管内的黏液混在一起,称为见红,是分娩即将开始的比较可靠的征象,这种现象多在分娩前数日或在即将分娩前发生。

8. 孕晚期丈夫如何节制性生活?

妊娠后期性交,有可能将细菌带入阴道,导致分娩时及分娩后的感染,也可能引起胎盘早期剥离,胎膜早破而引起早产和感染。尽管妊娠中期可以有性生活,但也要节制。孕晚期要节制性生活。

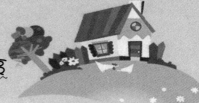

9.如何做好产前运动？

如果从孕期就开始进行有助于分娩的运动训练,对孕妇不仅有健身作用,而且能促进顺利分娩,还有利于产后的身体恢复。

(1)产前运动的三大益处

①促进孕妇的血液循环,增强心肺功能,调节神经系统,从而改善孕期身体容易疲劳的状态。

②增加对分娩过程有重要作用肌肉的力量,如盆底肌肉、腹肌和背部的肌肉,帮助放松骨盆关节,为顺利分娩打下基础。

③有助于产妇在分娩后迅速恢复身体的各个部位,如使腹部肌肉保持弹性,防止皮肤松弛,以及避免哺乳后乳房松弛下垂。

(2)有助于自然分娩的 5 种运动

①腿部练习

练习方法:双手扶着椅背,左腿固定站好,右腿转动 360 度;待动作复原后,换另一条腿做同样练习。

作用:可以锻炼骨盆腔和会阴部的肌肉,促进分娩。

小提示:可以从怀孕早期开始进行,每天早晚各做 6 次。

②盘腿坐式练习

练习方法:坐在地板的毯子上或床垫上,两小腿平行交叉,一前一后,并要注意两膝分开(图 1)。

作用:可以加强腹部肌肉的力量,增加骨盆关节韧带的弹性,预防怀孕晚期因子宫增大压迫而引起的腿部肌肉抽筋。

小提示:可以从怀孕 3 个月开始进行,每天做 1 次,从 5 分钟逐渐增加到 30 分钟。

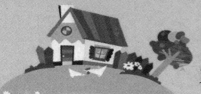
③产道肌肉收缩练习

练习方法:收缩腹壁,慢慢下压膀胱,犹如排便动作;然后尽量收缩阴部肌肉,犹如憋便动作,收缩尿道和肛门周围的肌肉(图2)。

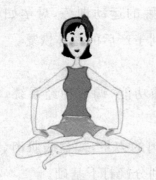
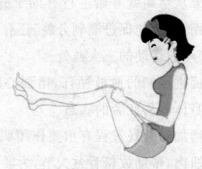

图1　盘腿坐式练习　　　　图2　产道肌肉收缩练习姿势

作用:可以加强阴道和会阴部的肌肉伸展及收缩的能力,分娩时减少阴道裂伤,并避免尿便失禁。

小提示:可以从妊娠6个月开始进行,每天做2遍,每遍做3次,不论在站、坐、卧或行走时均可以做。

④腰部练习

练习方法:双手扶住椅背,慢慢吸气,手臂用力将身体的重量集中在椅背上;脚尖立起,抬高身体,挺直腰部,然后慢慢地呼气,放松手臂,足站立恢复原来的样子(图3)。

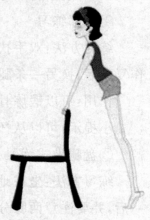

图3　腰部练习

作用:可以减轻分娩时的腰痛感,还能增加阴部和腹部肌肉的弹性,有助于胎儿从阴道娩出。

小提示:可以从妊娠6个月开始进行,每天早、晚各做6次。

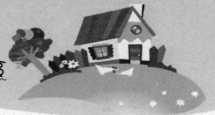

⑤胸膝卧式练习

练习方法:身体俯卧在地板的毯子上或床垫上,把头转向一边,双手屈曲平贴在胸部两旁的毯子或床垫上;双膝稍分开,与肩同宽,肩部和胸部尽量贴于毯子或床垫上,弯曲双膝,臀部高抬,形成臀高头低位,股部与小腿成90度(图4)。

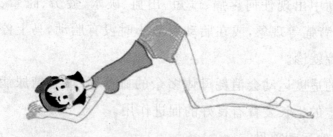

图4 胸膝卧式练习

作用:借重心的改变促使胎儿由臀位或横位转变为头位。

小提示:可以从妊娠7个半月开始,适用于30孕周后胎位仍为臀位或横位者。最好在饭前、进食后2小时或早晨起床及晚上睡前练习,每天练习早、晚各做1次,每次5～10分钟,1周后进行胎位复查。

(3)5种运动的注意事项

①这些运动可以从怀孕中期开始进行,持续到32～35周,最好在医师指导下练习。

②训练的前一阶段以盘腿运动、骨盆运动为主,后一阶段重点练习呼吸运动。

③每天训练10分钟左右,在不感到身体疲劳的前提下练习,也可只练习其中一两个运动,训练时最好铺上地毯。

④训练时注意动作缓慢、轻柔,强度要适度,最好在优美的音乐伴奏下进行训练。训练开始前注意排空膀胱,不宜在餐后进行,禁止

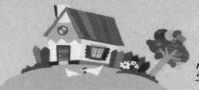

过度训练!

⑤所有的运动进行完毕,不要马上躺下休息,应放松身体,适度散步,然后坐在椅子上安静地休息片刻。

⑥如果孕妇患有心肺疾病,或既往发生过如先兆流产、早产、羊水过多、前置胎盘、阴道流血等,不宜进行训练,以防引发意外。

⑦运动中出现任何疼痛、气短、出血、破水、疲劳、眩晕、心悸、呼吸急促、后背痛等现象,或在胎动后数小时没有胎动,马上停止训练,立即到医院就诊。

孕期的适度运动会消耗母体多余的血糖,降低患糖尿病的危险,而且对宝宝的生长发育有良好的促进作用。

(4)其他运动项目

①散步。散步可以帮助消化、促进血液循环、增加耐力。要知道,耐力对分娩是很有帮助的。在孕晚期,散步还可以帮助胎儿下降入盆,松弛骨盆韧带,为分娩做好准备。

②游泳。孕期游泳能增强心肺功能,而且水里浮力大,可以减轻关节的负荷,消除水肿、缓解静脉曲张,不易扭伤肌肉和关节。游泳可以很好地锻炼、协调全身大部分肌肉,增强耐力。

③孕妇体操。这是专门为准妈妈设计的有氧运动,有利于准母亲分娩和产后的恢复。健身体操容易掌握,能防止由于体重增加和重心变化引起的腰腿疼痛;松弛腰部和骨盆的肌肉,为分娩时胎儿顺利通过产道做好准备;可以增强自信心,在分娩时能够镇定自若地应对分娩阵痛。最好坚持每天做,动作要轻柔。每次做操不要太累,不要勉强。运动量以不感到疲劳为宜,微微出汗时就可停止。在孕早期的3个月不要做跳跃运动,每节操可少做几个节拍,以免运动量太大,造成流产;妊娠4个月之后,可做全套操,但弯腰和跳跃动作最好

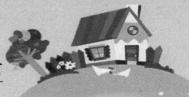

不做；到孕晚期，不仅要减少弯腰和跳跃运动，运动的节拍也需适当控制，可以增加一些轻柔的活动，如活动脚腕、手腕、脖子等。

除了以上3项运动外，还有其他的有氧运动，如快步走、慢跑、爬楼梯等，可以根据自己的情况量力而行。切记不能过度疲劳，准妈妈可与医师商定自己选择何种运动最好。

10. 为何说参加孕妇学校等教育活动获益颇多？

参加孕妇学校、咨询门诊、座谈会等讲课或参观，强化了合理营养和孕妇体操，并增加分娩知识的宣教，了解分娩过程；了解自然分娩的好处和剖宫产的近远期并发症；了解导乐陪伴分娩，并增强自然分娩的信心。熟悉产科医务工作人员和产房环境。学习了分娩时体力、心理及分娩镇痛的措施，了解和掌握一些产程中减轻产痛的自我帮助方法。

三、做好迎接宝宝到来的准备

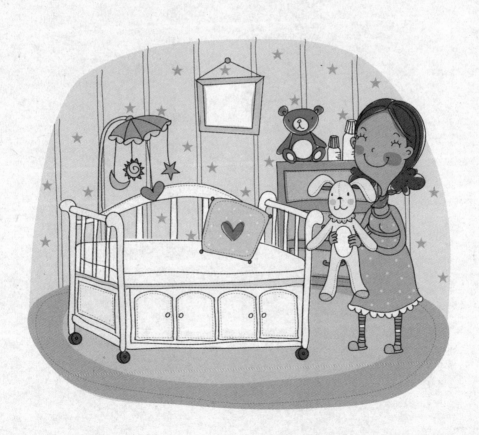

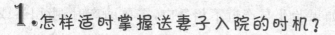

1.怎样适时掌握送妻子入院的时机？

当妻子出现有规律地宫缩，而且宫缩间隔逐渐缩短，收缩时间逐渐延长时应送妻子入院。一般最初出现宫缩时间间隔20～30分钟，逐渐缩短为5～10分钟一次；宫缩持续时间由最初的20秒钟增加到40秒钟，甚至1分钟。这是分娩阵痛的开始，但不要惊慌，初产妇距分娩还有几个小时。可以利用这段时间通知家里人，收拾住院用的物品，准备分娩。

一个新爸爸的宝贵经验：我陪妻子到北京妇产医院新院做检查时，特意咨询了医务人员何时入院及如何办理入院手续等问题。另外，我还在医院里里外外转了转，尤其是把急诊室的方位及行车路线了解得一清二楚。孕妇都有预产期，在预产期前后如发生紧急情况，如肚子痛就要立即送医院，或过了预产期一周后还不见动静，也应去医院了。

2.如何选择分娩方式？

很多孕妇都因为选择分娩方式而头疼，不知选择哪种分娩方式好。在这种情况下，准爸爸和孕妇应该在医生的指导下，根据自身的情况选择分娩方式。

（1）自然分娩：在自然分娩（即阴道分娩）过程中，子宫有节律的收缩使胎儿的肺部相应的扩张和压缩，可刺激胎儿肺泡表面活性物质（如卵磷脂）加快产生，使新生儿的肺泡富有弹性，呼吸功能加强；还有一种说法认为，在自然分娩的最后阶段，母体会通过胎盘向胎儿释放大量的抗体，从而使新生儿的免疫力增强。另外，阴道分娩，产

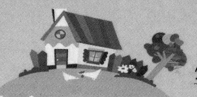
后感染及并发症少,母亲体力恢复迅速,能够很快地进行哺乳。但是,自然分娩时如果胎儿与产道不相适应,需要助产时,吸引器或产钳操作不当造成的胎儿损害,以及由于分娩时间过长造成胎儿缺氧窒息,从而引发的脑损害也不容忽视。

(2)剖宫产:由于剖宫产能使妈妈体形保持不变,能使宝宝头部免受产道挤压带来的损伤,还能使产妇在麻药的作用下进行无痛分娩,所以一段时间内剖宫产在我国非常盛行。事实上,剖宫产并不是最佳分娩方式。专家告诫,危害至少有:①剖宫产容易引起术后感染。②术后身体恢复较慢。剖宫产者分娩后需要长达1周左右的时间养伤。③对妇女日后再行人工流产术避孕影响较大,因子宫上已有瘢痕,再进行手术无疑会加重子宫损伤。除非孕妇患有并发症,或胎心突发异常,胎位不正和滞产,为了母儿平安才可考虑剖宫产,否则还是自然分娩好。

一个新爸爸的心声:我妻子35岁生孩子应该说是高龄了,很多人建议她剖宫产,这样人可以少受罪,但她固执地坚持要自己生。自然分娩是人类进化中最本能和最自然的方式,其好处从医学的角度看包括增加母性行为、增强母子情感、有利婴儿健康等。我个人认为,生育过程给母亲带来的是脱胎换骨的心理和生理改变。老话常说,很多妇女的疾病因为生孩子而好转或彻底根除,这不无道理。我妻子坚持自然分娩除了她很好强的个性外,也与对这些因素的考虑有关。

3.为何说现代社会中分娩过程越来越受到重视?

在古代,妇女生育是一件十分重要的事情,因为当时人口较少,繁衍后代被认为是扩大氏族或部落力量的一件大事,但限于当时的艰苦生活条件及落后的科学文化,妇女生育只能靠中年的妇女或女性亲朋护理和照顾,甚至靠产妇自己处理,虽然环境温馨熟悉,但母婴死亡率极高。在社会发展中,逐渐有了社会分工,部分有处理分娩经验的妇女形成了职业的接生员队伍,到产妇家中接生,虽然她们有一定经验,但缺乏文化及专门的理论、技能,因此母婴死亡率仍然很高。医学的发展及产科学的形成,使科学接生代替了旧法接生,经过医学专业培训的助产士、产科医师成为产科服务的主力,使孕产妇及胎婴儿死亡率大幅下降,产科设立了产房,孕妇临产后进入专门地区进行待产及分娩,安全性得到了极大提高,但由于产妇进入产房后,医院不允许她的家属进入产房,孕妇和她的家属分离,产房环境的严肃性使待产妇心理压力很大,再有,助产士工作按功能分工,在产程中产妇要面对许多"陌生人",加上医务人员"对病不对人",将分娩视为一种疾病,按照医院的医疗护理常规给予过多地干预,使分娩成为一个孤独、痛苦、恐惧的过程,加上自古以来分娩的风险性,使社会对分娩蒙上一层恐惧危险的阴影。

近30年来,在国外,产时服务观念及模式发生了变化,在国内,近10年来也在致力于这种转变。由于人们对健康模式的需求发生了变化,由于社会、经济、文化及科学的发展,人们对健康的需求不只限于身体没有疾病和延长寿命,而是要求有较高的生命质量,有完美的人生;医学模式的进步和科学技术的发展为医学的发展奠定了基础。

孕产妇不是病人,而是一位正在完成人类繁衍重任的值得尊敬、关怀的母亲,她们是有独立人格、人权,寻求帮助的姐妹,医务人员为她们提供了充满尊重和关爱的文明服务。

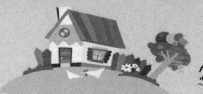

4. 导乐陪伴分娩有哪些好处?

导乐(Dula)是"一个有生育经验的妇女,在产前、产时及产后给予孕产妇持续的生理上的支持、帮助和精神上的安慰,使其顺利完成分娩过程"。Dula 是一个希腊词,国内翻译为导乐,寓意为导乐在陪伴分娩的产妇时,提供全面的支持,使产妇的分娩过程能够健康愉快。在现代围产范围内,此名词的意义是指护理者对产妇提供产前、产时和刚分娩后,持续的生理上和情感上,以及健康知识上的帮助。

导乐陪伴分娩不仅是产时服务的一项适宜技术,也是一种以产妇为中心的新服务模式,它改变了以往的产时服务模式中以产科医师和护士为主体,忽视对产妇的全面支持,以及待产、分娩过程中给予产妇过多的干预,造成产妇精神恐惧、紧张,产妇感觉孤立无援、自信心下降、手术产率增高、产后出血率增高、母婴不良结局率增高、分娩费用增加等。

5. 孕妇临产时会有哪些心理变化?

产妇在产程中的心理状态可以明显的影响产力,从而影响产程的进展。妊娠是妇女一生中的重要阶段,分娩是妇女的自然生理过程。然而在人类,分娩往往构成生活中的重大应激事件,分娩对产妇来说是一种压力源,尤其是初产妇在分娩过程中更容易出现一些复杂的心理变化。例如,对分娩的恐惧、焦虑、宫缩时疼痛的刺激、自己对分娩的承受力、分娩中出血、分娩意外,以及对胎儿是否安全的担忧、住院分娩造成的环境和人员的陌生感、分娩时与家人的分离等将形成不良应激反应,对分娩产生不良的影响。恐惧、焦虑、抑郁是心理应激最常见的反应。适当的焦虑使交感神经系统适度激活,可提高个体适应环境的能力,但是如果产妇过度焦虑则不利于适应坏境,可导致肾上腺素分泌减少,从而子宫收缩乏力,是手术助产率增加和产后出血增加的一个可能因素。不良的情绪反应可使产妇痛阈下降,加重疼痛感。在应激状态下,产妇心理承受能力下降,而缺乏自信、自控能力降低或丧失。在焦虑和恐惧的情绪下机体产生的一系列变化有:心率加快、呼吸急促致使子宫缺氧而发生宫缩乏力、宫口扩张缓慢、胎儿先露部下降受阻、产程延长。同时,交感神经兴奋使血压升高,导致胎儿缺血缺氧,出现胎儿宫内窘迫。医学科学的发展和现代医学模式的转变,不但要重视生理因素对产妇的影响,更应关注社会及心理因素对产妇的影响,提高产妇对分娩应激的应对,提高自然分娩的安全性。

6. 丈夫参与分娩的好处有哪些?

在产程中,丈夫可以给妻子提供最好的支持。丈夫陪伴妻子有其独特的作用,他知道产妇的爱好,可以在产妇疼痛不安时爱抚和安慰她,给予她情感上的支持。产妇得到丈夫亲密无间的关爱与体贴,可缓解其紧张、恐惧的心理,减少了产妇的孤独感,而且丈夫可以在医务人员的指导下帮助产妇做一些事情,如握着妻子的手、抚摸、按摩、擦汗、提醒喝水等,使产妇感受到亲情的温暖。现在有越来越多的丈夫愿意参与妻子的分娩过程,研究结果也发现丈夫参与分娩的主要动机是给予妻子支持,并且他们也意识到妻子希望他们陪伴在身旁。

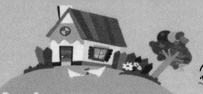

丈夫在家庭式的产房环境中陪伴,可使分娩过程不再那么可怕。丈夫给予妻子精神和心理上的支持,可减少妻子的孤独和焦虑情绪,缓解紧张心理,还可减轻疼痛,减少镇静药的使用,使分娩更安全,顺利。丈夫体验妻子的分娩过程,妻子得到丈夫亲密无间的爱抚、体贴和交流,可以促进夫妻感情。丈夫在产房抱新生儿,与婴儿早期接触,能增强做父亲的感觉,增进日后与孩子的感情。丈夫全程参加分娩过程,妻子在分娩时较少感到疼痛,较少使用药物,并对生育经历具有更积极的感受。丈夫在场增加了妻子生育时的情感体验,妻子会比较真实地表达出自己的高兴、消沉和其他情绪,会把生育作为一种"高潮"来体验。分娩中95%的在场丈夫会产生积极的体验。他们回忆道:我觉得太了不起了,这是一种从未有过的欣喜若狂的高潮体验。

目前普遍认为,丈夫参与妻子的分娩对于在以后的生活中,与孩子容易建立一种亲密的关系,会更多地向孩子表达爱,照顾孩子,更快地完成从准爸爸到爸爸的角色转变,夫妻感情更牢固。有丈夫陪伴分娩的产妇,因待产过程得到有力的支持,往往产程时间比较短,分娩期并发症也较少。

7.产程中怎样做更加舒适?

在待产过程,助产士会运用许多措施来促进产妇的舒适与放松,而产妇可能随着产程的进展而有不同的需要,以及对助产士所提供的措施有不同的反应。有多种措施可以减轻产妇待产过程的不适,促进身体舒适,主要有:

(1)下床走动及改变体位:产妇入院后,除非有不能下床的禁忌证，如破水并且胎先露高浮、血压高、用镇静药产程休息等，都应鼓励其在准爸爸的陪伴下下床活动，可以在产房的房间内、走廊走动。走动可以增加产妇的舒适度，并且促进较有效的子宫收缩。同时，保持上身直立的姿势，胎头会很好地压迫宫颈，胎儿的重量和子宫收缩力形成合力，非常有效地促进子宫颈扩张；而走路时骨盆的轻微摆动可促使胎儿在骨盆中转动。随着产程的进展，子宫收缩会越来越频繁，产妇可能感觉疲劳需要在床上待产以保持体力，这时护理人员可鼓励产妇采取她感觉最舒适的体位，如果产妇暂时没有不舒适的感觉，护理人员应建议产妇采取左侧卧位，这样可以减少子宫对下腔静脉的压迫，部分产妇感觉平躺比较舒适，护理人员会将床头适当抬高，产妇呈头高脚低平卧位，以减轻子宫对下腔静脉的压迫。在待产过程需要经常提醒和指导产妇改变体位，以促进全身舒适和放松。

（2）保持床单清洁：干净、平整的床单可以增进舒适。待产过程中，出汗、阴道血性分泌物排出，流出的羊水都会弄湿产妇的衣服和床单，护理人员可鼓励准爸爸随时帮待产妇擦汗，以促进舒适；护理人员可协助产妇使用卫生垫，并经常更换，经常擦洗会阴，可保持会阴部的清洁与干燥，以增进舒适，并可预防感染。

（3）补充液体及能量：经过待产过程长时间的呼吸运动，以及大量的排汗，产妇会有口腔黏膜干燥的情形，此时可利用两次宫缩中间的休息时间补充水分或其他含热能高的饮料，鼓励在待产过程中多进食，因子宫收缩不适会造成食欲降低，长时间的待产而不进食，常导致体力消耗后得不到及时补充，在这种情况下产妇对疼痛的耐受力降低，进入第二产程时没有力量向下屏气用力。因此，进食含高热能的流质或半流质饮食，较适合于待产产妇。

（4）定期排空膀胱：膀胱充盈会增加子宫收缩时的不适感，而且

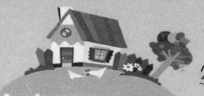

会影响胎头的下降,导致产程延长,长时间的膀胱充盈会造成尿潴留。准妈妈应每1～2小时排尿一次,以排空膀胱。如果排尿后仍有尿意,是胎儿先露部压迫膀胱所致,助产士会直接触摸产妇耻骨联合上方的部位,查明膀胱是否胀满,必要时给予导尿。

(5)按摩:利用触觉的刺激帮助产妇放松,以及减轻疼痛和不适。按摩减轻疼痛的原理是刺激大的神经纤维,抑制细小神经纤维所传导的疼痛刺激。助产士会在子宫体的下段做轻柔的按摩,也可以在产妇面部或下肢按摩,按摩法对轻中度的疼痛较有效,对于强度很大的疼痛效果不明显。产妇有颈肩部、背部不适时可用揉捏法来减轻颈部、肩膀及背部的不舒适。这些方法是待产过程中常用而且有效的措施。

(6)冷热敷:这可促进松弛、舒适,以及减轻疼痛。将冷毛巾放在准妈妈前额或颜面让其感到舒适、振作精神。例如,热敷可使用热水袋或热毛巾,这对于腰部的疼痛很有帮助。重复使用冷热敷之后,皮肤的感受性会减低,应注意不要伤害产妇的皮肤。

8. 产程中如何调控好呼吸?

第一产程中,产妇放松,正确地使用呼吸技巧,可以提高待产妇对疼痛的阈值,增加其适应子宫收缩的能力,达到放松的效果,使子宫收缩更有效。

孕妇最好在分娩准备课程中学会呼吸技巧,同时在分娩时多做练习。多数产妇在子宫收缩时经常张口呼吸,致使大量气体进入胃肠道造成胃肠胀气引起不舒适。助产士会经常提醒孕妇用鼻吸气,嘴呼气。如果在第一产程末期宫口尚未开全时,产妇在宫缩时向下用力,产妇应浅而快地呼吸,避免过早向下用力造成子宫颈水肿。

张口呼吸或过深的呼吸易造成过度换气,即快而深的呼吸造成呼出过多的二氧化碳,体内存留太多的氧气,导致氧气和二氧化碳的不平衡。换气过度的表现为产妇感觉鼻尖、口唇、手指及足趾发麻,眩晕,眼前出现黑点等。当产妇出现上述感觉时,应立即按照助产士示范的呼吸方法做浅式呼吸。如果这些征象和症状仍持续或变得更严重,由麻刺感变成痉挛时,可用手拱成杯状盖住口鼻呼吸,或用纸袋罩住口鼻呼吸,直到症状减轻为止。

9. 如何帮助妻子处于最佳状况等待分娩?

当产程开始,产妇的日常活动会因宫缩、破水或其他不适而受到干扰,此时可能因没有食欲而不想进食,因为宫缩频繁出现而不能很好休息,而入院后,产房生疏的环境和人员可能造成产妇的紧张和焦虑。

紧张的肌肉会使胎儿下降的阻力增加,并使产妇更加疲惫,而长时间的疲惫,对疼痛的感觉也增加,因此降低了对疼痛的应对能力。增进舒适的措施有助于使产妇放松。此时丈夫应陪在妻子身旁,给予爱抚,营造一个温馨而安静的环境,以保证妻子有充足的睡眠和休息,促使妻子处于最佳状态等待分娩。

10. 产程中怎样协助妻子用力?

第二产程,也就是婴儿分娩的过程。助产士会指导产妇在子宫强烈收缩时正确使用腹压,将胎儿顺利娩出。助产士会利用宫缩间

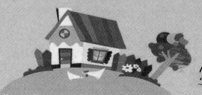

歇告诉产妇用力的技巧,"在宫缩来临时,吸一口气,憋住,往下用力,用力时尽可能地屏气时间长一些,气用尽后,再换一口气往下继续用力,如此一直持续用力到宫缩结束"。产妇应根据自己的感觉控制用力的长短。

在促进舒适与提供支持方面,助产士会提醒和鼓励产妇在两次宫缩间尽量放松休息保存体力,在用力的同时,产妇因大量出汗、张口呼吸而致口干,这时丈夫应在宫缩间歇为妻子擦汗,喂少量温度适宜的饮料,以促进产妇舒适放松。产妇此时因非常疲劳,容易丧失信心,丈夫应给予及时鼓励以增加妻子的力气。

11. 如何促进母婴之间的情感联络?

新生儿出生后,父母虽然身体上感到疲惫,然而情绪上会显得相当兴奋,如果新生儿的状况稳定,护理人员会协助新生儿与母亲尽早开始皮肤接触。在皮肤接触过程中,护理人员将新生儿裸体俯卧位摆放在母亲胸腹部,注意头偏向一侧,让父母能看到新生儿的面部。鼓励父母搂抱和抚摸新生儿,注意保暖,新生儿出现觅食反射时,帮助母亲尽早地让新生儿吸吮乳头,促进乳汁分泌。

12. 引起产痛的原因有哪些?

分娩疼痛(产痛)的发生是一个复杂的生理和心理过程,在产程中产妇对分娩引起的疼痛感受有很大的差异。引起产痛的原因:

(1)子宫收缩引起的疼痛:子宫肌肉阵发性收缩,使子宫纤维拉长或撕裂,子宫肌壁间血管受压,致组织缺血缺氧,激惹神经末梢,产

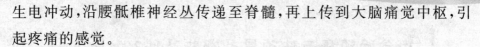

生电冲动,沿腰骶椎神经丛传递至脊髓,再上传到大脑痛觉中枢,引起疼痛的感觉。

(2)胎儿通过产道时引起的疼痛:胎儿对产道的压迫,尤其是对子宫下段、宫颈、阴道及会阴的压迫,以及造成损伤、牵拉,都会让产妇感觉到剧烈的疼痛。

(3)产妇心理因素所致的疼痛:产程中产妇情绪、心理状态对疼痛有直接的影响。紧张、焦虑、惊恐可使产妇体内糖皮质激素、皮质醇、儿茶酚胺等的分泌增加,这些物质与疼痛有关。Read的理论就说明恐惧、紧张和疼痛的关系。

(4)致痛物质增多:子宫收缩时造成肌肉组织缺血,胎儿下降造成产道组织的损伤,可释放组胺、5-羟色胺、缓激肽和前列腺素等,诱发严重疼痛。

13. 分娩镇痛有何意义?

(1)分娩镇痛可提高分娩期母婴安全、缩短产程,减少手术产率,减少产后出血,降低胎儿缺氧及新生儿窒息的发生,支持产妇心理健康。

(2)要求分娩镇痛是每一位产妇和胎儿的权利。分娩是繁衍后代的必经之路,妇女有权享受安全、幸福的分娩服务,胎儿有权得到从宫内到宫外过程中的保护与善待。

(3)分娩疼痛是客观事实,分娩疼痛有生理及心理学基础,疼痛的研究在医学领域中是古老而现代的课题。分娩镇痛已历经一个多世纪的研究,医务人员无权不提供此项服务。

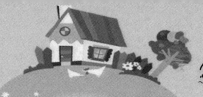

怎样陪伴爱妻坐月子

14.分娩镇痛方法须具备哪些条件？

分娩镇痛是指用药物和非药物减轻分娩时"产痛"的措施。随着医学科学的发展，分娩镇痛越来越受到人们的关注。

理想的分娩镇痛方法，目前认为必须具备下列条件：

(1)应该是对母亲、胎儿、新生儿无影响。

(2)应用的镇痛措施不影响子宫收缩，对产程无负面影响或可加速产程。

(3)所应用的镇痛方法起效快，作用可靠，能达到全产程(10 小时左右)的镇痛，方法简便。

(4)产妇需清醒，能配合分娩进行。

15.分娩镇痛的方法有哪些？

现今所用的分娩镇痛方法可分为两大类，即非药物分娩镇痛法和药物分娩镇痛法。非药物分娩镇痛法由于符合以上条件越来越受到人们的欢迎和采纳。

非药物分娩镇痛法：

非药物分娩镇痛法是利用心理精神治疗、暗示、针灸、水针、电针灸、按摩、放松技巧、呼吸技巧、听音乐等方法进行分娩镇痛。

(1)心理镇痛法：通过消除产妇紧张情绪达到减轻宫缩疼痛的目的。是对产妇及家属进行妊娠与分娩等知识教育，训练产妇采取特殊呼吸技术，转移注意力，松弛肌肉，减少恐惧、紧张，使其在医护人员的鼓励(或暗示)和帮助下顺利度过分娩期。下面介绍几种用于分娩镇痛的心理疗法：

①心理放松法。自然分娩前,对孕妇进行解剖与生理教育,消除紧张、恐惧心理,并进行肌肉放松训练,分娩期加强呼吸调控可减轻疼痛。

②精神预防性分娩镇痛法。应从产前做好,成立孕妇学校,让孕妇及丈夫参加听课。在孕期给以生动、易理解的宣传教育,介绍妊娠和分娩的知识,让孕妇和家属了解分娩的正常生理过程,学会产时的助产动作,建立家庭式病房,由其丈夫及家属陪伴。

③Lamaze法。由法国医生(Fernand-Lamaze)将上述两种方法进行改进和发展。Lamaze法包括对孕妇及家属进行教育、消除紧张情绪、镇痛呼吸技术、按摩法、压迫法等。镇痛呼吸技术:临产开始后进行胸式呼吸,深而慢,每一次宫缩的开始至结束时,用鼻腔吸气,用口腔呼出,以此来缓解紧张,宫缩间歇时停止。在第一产程末期、宫口开全之前,用快而浅的呼吸和喘气,第二产程时向下屏气。按摩法:第一产程活跃期,宫缩时可在下腹部按摩或产妇侧卧位按摩腰骶部,可与深呼吸相配合,宫缩间歇时停止。压迫法:用于第一产程活跃期,让产妇双手拇指按压髂前上棘、髂嵴或耻骨联合,或吸气时用两手握拳压迫两侧腰部或骶部,可与按摩法交替使用。

④导乐及丈夫陪伴分娩。孕妇待产时,由丈夫或其他家属陪伴,产妇待产及分娩期间,由有分娩经验,有人际交流技巧的妇女陪伴。导乐可安慰待产妇,消除她的疑虑,解除紧张与孤独,暗示或鼓励产妇做按摩或压迫手法。导乐陪伴分娩的效果:由于导乐是在产前、产时、产后陪伴产妇,尤其在分娩过程中持续地给产妇生理上、心理上、感情上的支持,使产妇感到舒适、安全,充满信心,在全身放

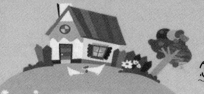

松的情况下,与医务人员配合,顺利分娩。导乐陪伴分娩使手术助产率、产后出血率、新生儿窒息率、剖宫产率下降,缩短产程,利于母婴健康。

⑤分散注意力。在产程中让产妇欣赏自己喜欢的音乐,看喜欢的电视节目,以及聊天等来达到分散产妇注意力、放松紧张、缓解焦虑的目的。

(2)针灸、电针灸刺激镇痛法:针灸刺激阿是穴及相关穴位以减轻产痛。目前临床上应用的探丝、韩氏仪为电磁刺激。

(3)体位镇痛法:不断变换体位。在待产过程中协助产妇经常改变姿势,采取她觉得最舒适的体位,以促进全身舒适与放松。也可以利用重力的原理,采取上身直立的姿势,促进子宫颈扩张,加速产程进展并减轻产痛。

(4)水疗镇痛法:让夫妇共同浸泡于温水中或鼓励产妇温水淋浴,可使局部的血管扩张、肌肉放松而减轻产痛。

非药物镇痛法操作简单、易行、安全,且对母婴无不良影响,它既无药物的影响,又无创伤性操作,但应用效果有个体差异。

药物镇痛法:

药物镇痛法是用多种麻醉方法减轻产痛。有以下几种麻醉方法:①产科区域性麻醉,包括会阴局麻、阴部神经阻滞麻醉。②宫颈旁阻滞麻醉。③腰麻(蛛网膜下隙麻醉)。④硬膜外麻醉。⑤骶管阻滞(实际是一种硬膜外麻醉)。

药物镇痛法用于第一产程和引导助产手术。

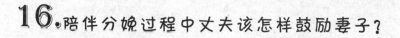

16.陪伴分娩过程中丈夫该怎样鼓励妻子？

准爸爸参与分娩过程，可以使父亲和孩子在今后的生活中更容易建立亲密的关系。父亲更多地向孩子表达爱，照顾孩子，更快地完成从准爸爸到爸爸的角色转变，夫妻感情也更加牢固。

准爸爸最好参加产前培训，以了解妊娠分娩的生理过程，并实践呼吸操。始终伴随在妻子身边，握着妻子的手给予经常不断的抚摸和鼓励。产程中，与妻子一起呼吸，帮助妻子放松，以减轻伴随宫缩而产生的疼痛，达到宫缩的最佳状态。鼓励并伴随妻子多运动，替妻子按摩腰部和腹部。为妻子送上果汁等饮料，鼓励其多喝水。在妻子和医生之间传递信息，起到桥梁的作用。提供经常性的关注和鼓励，告诉妻子在分娩最感困难时她并不孤独，因为有你在她身边，分娩会顺利进行。

一个新爸爸的经验：妻子用了催产素，半夜时分药效发作，阵痛难忍。进产房之前，我一直紧握她的手，不停地跟她讲话，分散她的注意力。建议如果条件允许，丈夫应陪伴妻子进产房。要知道，产房里丈夫只要坐在妻子身旁，不需太多的语言，已是一种莫大的安慰和鼓励。

四、陪爱妻坐月子
要尽职尽责

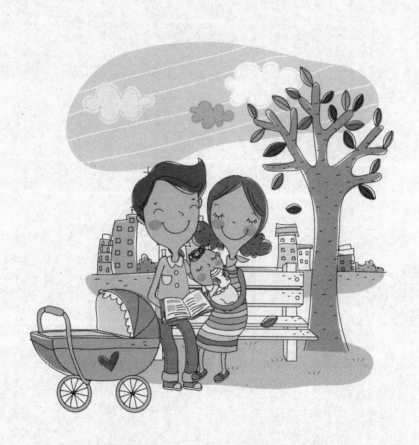

所谓"月子"是指胎儿、胎盘娩出后到产妇机体和生殖器官复原的一段时期，一般需要6~8周。医学上将这段时间称为产褥期，民间俗称"坐月子"。而日前"月子"的争论已涉及国人传统的生活方式与受西方影响下的现代新观念，在弃与留的问题上，国人根据自身的文化底蕴沉淀出一套以养生保健为主的"月子"新理念，它打破了旧习俗，吸收了一些更科学的养生之道，因此可以说坐月子是典型的中式习俗。我国的"月妈妈"们究竟怎样"坐月子"才算得上是科学的呢？"坐月子"真的就是每天从早到晚"坐"着吗？丈夫怎样做能够让妻子更好地坐月子呢？应从以下方面入手，为妻子营造出良好的"坐月子"环境。

（一）了解妻子产后的生理变化

1.妻子产后子宫何时能恢复？

胎盘娩出后子宫逐步地恢复到妊娠前的大小和功能这个过程称为子宫复旧。胎盘娩出后子宫立即产生强有力的收缩，此时子宫的高度在脐部和耻骨联合中点，子宫大小一般约重1 000克。以后每天下降1~2厘米，大约10天后在腹部触及不到子宫，产后6周恢复至孕前大小约重50克。

2.妻子产后为什么会有阴道出血？

胎盘剥离后，表层组织因为坏死而剥落，出现阴道出血，剥落部

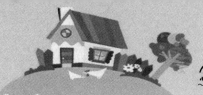

位的边缘及内膜底层便开始细胞的增生,胎盘剥离部位的修复需要42天形成新的子宫内膜。如果胎盘剥离部位愈合不完全,此现象称为复旧不全,这种情形会造成持续性的恶露流出及大量无痛性的阴道流血。

3.妻子产后何时有排卵和月经?

一般排卵和月经的再出现是发生于产后6~8周,持续母乳喂养婴儿的妇女,其排卵和月经的重现时间可延后。

4.妻子产后乳房会有什么变化?

乳房的主要变化为泌乳。当婴儿吸吮乳房时,感觉冲动从乳头到大脑,使腺垂体反应性的分泌催乳素,下丘脑合成神经垂体分泌催产素。催乳素、催产素经血液到达乳房。催乳素使泌乳细胞分泌乳汁,哺乳约30分钟后,催乳素在血液中达到高峰,使乳房为下次哺乳而产奶。催产素使腺泡周围的肌细胞收缩,使存在腺泡内的乳汁流到乳窦。

5.妻子产后泌尿系统有何变化?

孕期潴留在体内的大量液体,在产褥早期主要通过肾脏排出,产后第1周一般为多尿期。由于分娩过程中膀胱受压,黏膜充血水肿对尿液刺激敏感性下降,以及外阴疼痛使产妇不愿用力排尿,可出现一过性尿潴留,尤其在产后最初12小时。产后应尽早下床上厕所。可

以进行热敷,按摩,并适当增加运动,多喝水以助排尿。主张不要
憋尿。

6. 妻子产后体温会有何变化?

产后有些产妇体温会有暂时的轻微升高,一般不超过 38℃,这是
一种正常的反应,如果产后 2~3 天后体温持续 38℃ 以上,畏寒,这是
由子宫内感染引起的,称为产褥热。也可能是由于局部伤口或生殖
道感染引起的。全身其他部位的感染(如乳腺炎,扁桃体炎,肠膜炎
等)亦会引起产褥热。产妇产后抵抗力差,因此产后发热不要轻视,
一定要找医生进行诊治,产后 3~4 天后乳房充血,胀痛。产后汗腺分
泌旺盛,特别容易出汗。

(二) 精心为妻子绘制科学坐月子的蓝图

1. 怎样为妻子和宝宝布置舒适的生活环境?

房间里的阳光要充足,任何人都不可在这里吸烟。无论冬春夏
秋,每天都要定时开窗换气,使房间里总是保持新鲜的空气。需要提
醒的是,换气时最好让妈妈和宝宝暂时离开房间一会儿。室温保持
在 20℃~25℃ 之间,湿度保持在 50%~60% 之间。天气过于炎热时,
为了避免妈妈中暑,可用电风扇或空调来降室温。但切不可把温度
降得过低,以免妈妈和小宝宝受凉,患上伤风感冒。空调温度调至
26℃~28℃ 最佳。

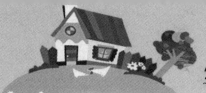

一个新爸爸的心声：孩子出生的前1周，我利用周末亲自对家里进行彻底大扫除，尤其是卧室的玻璃、桌面、纱窗等擦拭得干干净净，一尘不染。妻子出院回家前一天，我将床单、枕巾、沙发套等都洗了，并将窗户打开通风。我是这样想的，妻子一旦入院，回来就是几天后的事，那时她本人对卫生方面要求高。更为重要的是，我们的家庭结构将要发生重大转变，一个新的成员就要来了。我要让妻子和小宝宝有家的温馨感觉。

2.妻子夏天坐月子能开空调吗？

坐月子应注意居室的定时通风，避免因室内温度、湿度过高而出现高热等产褥中暑现象。如果室内温度过高，应适当使用空调，一般将空调温度调在 26℃～28℃ 便可以了。但在使用空调时，应注意 2 个方面：

（1）注意空调风不可以直接吹向产妇和婴儿。

（2）产妇应穿长袖上衣和长裤，最好还穿上一双薄袜子。

一个新爸爸的心声：并没有听说怀孕或坐月子期间不能吹空调，但我们一直不太喜欢空调，尤其是晚上空调吹久了，第二天人会不舒服。能不能吹空调要因人而异，如果没什么不良反应，坐月子期间是可以吹空调的。我在美国生活多年，知道美国产妇从没有坐月子之说，她们刚出产房就吹空调、喝冰水、吃冷菜、冰淇淋、果冻等，就连刚出生的孩子也喝冰水。我很佩服美国人的体质，但我想其中也与美国优良的生活环境有关。

3. 如何保证妻子有充足的休息和睡眠时间？

产褥期应该注意休息，保证充足的睡眠，如果休息不好，过早过度地工作和做剧烈活动，就会出现血性恶露，恶露时间延长，还易发生感染，其次应该注意外阴部清洁。在分娩时消耗了很大的体力，加之出血、出汗，产后一定要注意充足地休息。除了夜晚要保证8～9个小时的睡眠外，日间也应安排2小时的午睡。这样有助于体力恢复，并可提高食欲，促进乳汁的分泌。

4. 妻子产后何时可以下床活动？

产妇如会阴部无裂伤、疲劳已消除、身体没有其他严重疾病，在产后12小时便可坐起进餐、进水，24小时后可站起来为小宝宝换尿布。起床的第一天，早晚先在床边坐上30分钟，第二天起在房间里慢慢地走走，每天2～3次，每次30分钟。提醒一点，第一次下床走动时要有人陪伴，以防眩晕而摔倒，且勿站立太久。以后，逐渐增加活动次数和时间，2周后开始做些轻微的家务。产妇早下床活动对产后身体功能和体形的恢复是大有好处的。自然分娩产后6～8小时就可以下床了，也可以去卫生间。

为了防止子宫向一侧或向后倾倒，要帮助妻子经常变换躺卧姿势。正确的做法是，仰卧与侧卧交替，从产后第二天开始俯卧，每天1～2次，每次15～20分钟。产后2周，可采取胸膝卧位，促进子宫尽快复位。

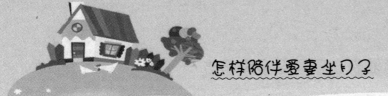

5.妻子为什么在月子里情绪不稳定？

妊娠和分娩对妇女是一种压力，需要加以调适。同样，产后产妇的生理、心理的改变及新生儿的出世对产妇也是另一种新的变化，必须重新调整及适应。由于刚刚经历分娩的强刺激，孕激素和雌激素水平的急剧下降，再加上照顾宝宝的日常琐事较多，常常使新妈妈情绪不稳定，动不动就掉眼泪，食欲缺乏甚至失眠等。产后的妈妈由于生理上的变化，精神比较脆弱，加之压力增大，有可能发生产后抑郁症。有些产妇看到保健大夫来到家中，会委屈地直掉眼泪。总觉得自己自从有了孩子，不但身体要忍受疼痛之苦，还要照顾宝宝，白天、晚上都休息不好，还要为奶水不够而着急。

美国心理学家鲁宾于1977年针对产后妇女的行为和态度将产妇的心理调适分为3期，即依赖期、依赖独立期和独立期。

(1)依赖期：产后1~3天。在这时期，产妇表现为疲劳，对睡眠需求很强烈，喜欢谈论妊娠及分娩的感受，需要别人帮助来完成母乳喂养、照顾新生儿及自身的生活护理。在依赖期，丈夫及家人的关心帮助，医务人员的关心指导都极为重要。耐心倾听她们的感受，满足其心理需求，帮助产妇与新生儿进行皮肤接触。注意营养及休息。使产妇较快地进入第二期。

(2)依赖独立期：产后3~14天。这一期，产妇表现出较为独立的行为，热衷于学习和练习护理新生儿，主动参与婴儿护理，能独立进行母乳喂养，对自身的产后康复十分关注。但这一时期产妇也容易产生压抑，与分娩后产妇感情脆弱、太多的母亲责任、由新生儿诞生而产生爱的被剥夺感、痛苦的妊娠和分娩过程，以及皮质激素和甲状腺素处于低水平等因素有关,表现为易哭泣、不耐烦、焦虑、对周围漠不关心,停止应该进行的活动等。应及时护理、指导和帮助产妇纠正这种压抑。

(3)独立期:产后2周～1个月。在这一时期,新家庭形式已经建立,产妇开始承担哺育孩子、照顾家务及维持夫妻关系的各种角色。

产妇这一特殊时期的心理活动,丈夫应在日常生活中对其多一些体贴、照顾,主动承担一部分家务,如主动给宝宝换尿布、洗尿布、亲自下厨等,这一点一滴生活中的小事正是缓解产妇不安定情绪的一剂良药。因此,家庭成员之间的和睦会营造出温馨的家庭氛围,能够很快缓解产妇的情绪波动,让她树立信心,懂得目前的疼痛、辛劳、担忧都是暂时的。随着子宫的逐渐恢复、奶水也会慢慢多起来,待了解了宝宝的生活规律之后,心情也就豁然开朗。同时,提高产妇自身的文化修养和自控能力等也可减少心理问题的发生。

一个新爸爸的心声:有人说,产妇的情绪波动很大,脾气会变得古怪暴躁,我对这一点深有体会。妻子在坐月子期间经常会因一些小事莫名其妙地跟我发火,家中就我成为她的"出气筒"。妻子生孩子前我就认为,她是把老公当成最亲的人才发泄心中不满的,否则她找谁去呢?生孩子后由于生理上的改变更容易生气发火,当老公的应多多理解和忍让,我就是这么做的。

6.妻子在月子里为什么会出汗多?

产后胎盘随胎儿娩出后,胎盘血液循环停止,子宫收缩,大量血液进入体循环,加上妊娠期中过多的组织间液要回流到血管中,使血容量再增加15%～20%。同时妊娠期体内雌激素增加,肾上腺功能

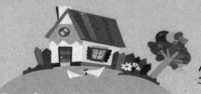

处于亢进状态,加上孕妇基础代谢增高,自主神经系统改变引起血管舒张,功能不稳定,皮肤血流量增加,于是出汗增多。产后1~3天内少量出汗,称为褥汗,是正常现象。如产后出汗不止,活动后加重,称为产后自汗;若睡眠后通身出汗,甚至湿透衣衫,称为产后盗汗。针对产后多汗,产妇应注意以下几点:

(1)合理饮水。产妇要多饮水,一般宜饮温度为20℃的新鲜开水。

(2)多吃蔬菜、水果,能补充从汗液中丢失的钾离子,保持体内的电解质平衡。

(3)避免做过多的容易出汗的体力劳动。

(4)勤洗澡,勤换衣服,内衣要穿棉织品。

(5)如出汗过多可以服用一些中药调理。

7. 妻子产后第一天不排尿怎么办?

产妇应该在产后6~8小时及时排尿,这是产后恢复期的一件大事。一旦发生尿潴留,膨胀的膀胱可能会影响子宫收缩,不利于产后恢复。如果不习惯卧床排尿,可坐起来或由丈夫扶到卫生间排尿。排不出尿时打开冲水器,以流水声刺激膀胱排尿。若是这样还不行,及早告之医生导尿。

8. 如何保证妻子产后不发生便秘?

由于妊娠期间肠蠕动及肠张力减弱,巨大子宫及胎先露部的压迫,加之孕妇运动量减少,容易发生便秘。

应养成每日定时排便的良好习惯,并多吃富含纤维素的新鲜蔬菜和水果,同时增加每日饮水量,注意适当的活动。未经医生允许不可随便使用大便软化剂或轻泻剂。

9. 妻子的清洁卫生如何做?

产妇在产后分解代谢旺盛,出汗多,毛孔经常开着;产后的最初几天,产妇的汗液和乳汁常常沾湿衣服,血性恶露也较多,常把内裤弄脏。因此,在产后的 10 天内,内裤、内衣要天天换,天天洗,经常更换卫生巾,每天坚持清洗外阴。有侧切伤口要注意伤口局部清洁,以防引起皮肤和生殖器官感染。加之气血两虚,如果身体受风寒侵袭,被电风扇、空调或穿堂风吹着,或是用冷水洗手、洗东西,就会使风寒滞留于肌肉和关节中,日后常引起酸痛或月经不调。天凉时不要光着脚或穿过薄的丝袜,着凉后也很容易感冒。每天开窗通风,保证室内有清洁的新鲜空气。一定要注意为防止产后感染做好预防工作,产后身体大量出汗,内衣宜穿吸水性较强的棉织品,外衣要柔软透气。炎热季节不一定非得穿长衣、长裤,这样容易生热痱或引起中暑。鞋子以穿布鞋为好,鞋底不要硬,鞋跟不要高,否则易使产妇的足底、足跟或下腹发生酸痛。

10. 妻子产后何时能洗澡?

刚刚分娩后 1~2 天的产妇,由于体力消耗大,恶露的排出量多,加上会阴部的损伤,不能马上洗头洗澡。但是要保持身体的清洁卫生。产后 3~4 天,产妇的皮肤被汗水浸湿,全身发黏,分泌物

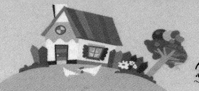

多,不仅身体不舒服,而且容易引起细菌繁殖,导致疾病发生,这时候可以洗澡,但是要注意只能淋浴,不能盆浴。沐浴后及时吹干头发。

卫生间要温暖,水温以 34℃～36℃ 为宜,时间不可过长,以淋浴为宜。浴后丈夫应赶快帮助擦干身体,头发未干时不可结辫,也不可立即就睡,否则易引起头痛、颈强,可用热风吹干头发。提醒一点,若会阴切口大或裂伤较重、腹部有刀口,应待伤口愈合后再进行洗浴,可先做擦浴。

一个新爸爸的心声:中国产妇讲究坐月子,怕风、怕凉、怕生冷,不能洗澡、不能洗头、不能出门、不能见客等,规矩很多。我的一个美国朋友告诉我,他女儿出生时喝的第一口水是从冰箱里刚拿出来的,这些年来孩子从未生过病。我曾想把美国人的经验运用到妻儿身上,怂恿妻子洗头洗澡,鼓励喂儿子冰水,结果招致全体老人的坚决反对。我只好作罢,从此再不提此事。我个人认为,洗头洗澡是可以的,但也要根据个人身体、家庭条件,以及季节、气温的变化而决定。

11. 新妈妈为什么要经常剪指甲?

妈妈在分娩后要保持个人卫生,尤其要注意手部的清洁卫生。指甲长了可窝藏许多污垢和细菌。当护理皮肤娇嫩的宝宝时,有时不小心会划破宝宝的皮肤,易引起皮肤感染,所以新妈妈及护理宝宝的人均要剪指甲,保持个人手部的清洁卫生。

12. 怎样观察恶露的变化？

随着胎盘娩出，子宫蜕膜的表面变得很不规则及厚度不一的现象，而且充满着血液，产后随着子宫蜕膜脱落，含有血液及坏死蜕膜等组织经阴道排出称为恶露。根据其颜色及内容物分为血性恶露、浆液性恶露、白色恶露。

（1）血性恶露：其颜色鲜红，出现在产后最初 3～4 天，内容物包含蜕膜碎片、上皮细胞、红细胞、白细胞及偶有的胎粪、胎脂和胎毛。血性恶露的时间过长，表示子宫复旧不良。

（2）浆液性恶露：其颜色淡红，出现在产后 3～10 天，恶露包含蜕膜碎片、红细胞、白细胞、细菌、子宫颈黏液。以后逐渐变为白色恶露。

（3）白色恶露：其颜色淡乳黄色，出现在产后 10 天后，持续 3～4周，成分包括白细胞、细菌、一些蜕膜细胞、上皮细胞、脂肪、子宫颈黏液和胆固醇。

正常恶露有血腥味，无臭味，总量可达 500 毫升。约 3/4 的恶露在产后 1 周内排出，但个体差异很大。日间恶露量较多，夜间较少。若有胎盘、胎膜残留或感染，可使恶露持续时间延长并有臭味需进一步检查原因。

13. 妻子产后前两天的饮食应注意什么？

产后 24 小时内，产妇体力消耗较大，过于疲劳，体温轻度升高，胃口较差。因产后 3～4 天，产妇乳房充盈，并且已开始哺乳，所以要特

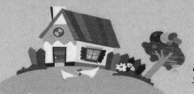
别注意蛋白质、必需脂肪酸、钙、铁、锌、碘,以及维生素 B_1、维生素 B_2、维生素 C、维生素 D 的摄入。因此,一般产后前两天进食流质、半流质食物,然后逐渐改吃软饭。产后 3 天可吃普通饭,再配合流质、半流质食物以补充水分。分娩后,产妇常伴有便秘,所以蔬菜和水果是必不可少的,因为它们能提供维生素、无机盐和纤维素,但不要吃冷藏的蔬菜和水果。剖宫产术后 6 小时内禁食。剖宫产手术,由于肠管受刺激而使肠道功能受影响,肠蠕动减慢,肠腔内有积气,易造成术后的腹胀感。6 小时后宜服用一些排气类食物(如萝卜汤等),以增强肠蠕动,促进排气,减少腹胀,并使大小便通畅。易发酵产气多的食物,如糖类、黄豆、豆浆、淀粉等,产妇要少吃或不吃,以防腹胀。当产妇排气后,饮食可由流质改为半流质,食物宜富有营养且易消化。如蛋汤、烂粥、面条等,然后依产妇体质,饮食再逐渐恢复到正常。术后不久的产妇,应禁止过早食鸡汤、鲫鱼汤等油腻肉类汤和催乳食物,可在术后 7～10 天再食用。

14. 如何为妻子准备富含营养的美味佳肴?

一般来说,妇女产后由于要补充身体的需要,而且肩负着哺育婴儿的重任,因此产妇的饮食显得尤为重要,应多进食高热能、高营养的饮食,如脂肪、蛋白质之类。据研究,在产后 1 年之内哺乳妇女大约每日需要热能 13 388.8 千焦(3 200 千卡),蛋白质 90～100 克,钙 2 克,铁 15 毫克,维生素 A 3 900 国际单位,维生素 B_1 16 毫克,维生素 C 150 毫克。这样大的营养量,全部要由饮食摄取。但由于产后数周内脾胃功能亦处于虚弱状态,因此进食量的增加应采取渐进的方式。食物品种要多种多样,新鲜可口,并多吃汤类。乳母每日可吃 5～6

餐,每餐应尽量做到干稀搭配,荤素搭配。

　　一个新爸爸的心声:妻子在月子期间,我充分发挥着自己的烹饪特长,尽力为一家人做好后勤服务。每天晚上我都列好次日菜谱,第二天一大早就骑自行车到附近的菜市场买菜,日子久了我居然结识了几个卖菜的朋友。6月的北京骄阳似火、酷热难忍,每次出门回来总是一身汗,我却乐在其中。我还从网上找来些产妇食谱,每天为妻子单独做些有助下奶的汤,如鲫鱼汤、猪蹄黄豆汤等。听说通草、当归、王不留行等中药可以下奶,我还专门跑到市里的同仁堂药店去买。

15. 妻子产后饮食有何禁忌?

　　只要不食用过于辛辣刺激性的食物,或过于生冷的食物,在饮食上基本上没有什么禁忌。水果、蔬菜和鱼、肉、蛋、奶,完全可以根据产妇的口味和喜好进行烹调和食用。

16. 产后吃鸡蛋有什么好处?

　　鸡蛋营养丰富,蒸煮方便,既经济又实惠,且富含蛋白质,容易被人体吸收利用,是产妇补养的好食品。鸡蛋中的蛋白质和卵磷脂能促进脑组织的发育,可补充组织器官损伤的修补需要。产妇多吃鸡蛋,有利于产后哺乳及器官功能的恢复。乳汁中的牛磺酸、卵磷脂增多,能促进宝宝脑细胞大量增殖,使宝宝更加健康聪明。产后吃鸡蛋还能促进乳汁分泌,增强母子体能。产后以每日吃4个鸡蛋为宜,不要盲目过多,防止蛋白质过多造成消化不良。鸡蛋的烹饪方法很多,煮、蒸、做汤或配炒其他蔬菜吃均可,以有利于消化吸收为宜。

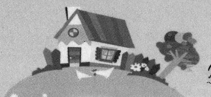

17. 妻子产后能刷牙吗?

老年人总是说"产妇刷牙,以后牙齿会酸痛、松动,甚至脱落……"所以现在仍然有很多产妇在产后是不刷牙的,只是用水漱口。其实,这种说法是没有科学根据的。产妇分娩时,体力消耗很大,犹如生了一场病,体质下降,抵抗力降低,口腔内的致病菌容易侵入机体致病。另外,为了产妇的早日康复,多在产后坐月子期间给予富含维生素、高糖、高蛋白的营养食物,尤其是各种糕点和滋补品都是含糖量很高的食品,如果吃后不刷牙,食物残渣长时间地停留在牙缝间和牙齿的点、隙、沟凹内,发酵、产酸后,促使牙釉质脱矿(脱磷、脱钙),牙质软化,口腔内的致病菌乘虚而入,导致牙龈炎、牙周炎和多发性龋齿的发生。

18. 产后刷牙应该注意些什么?

为了产妇的健康,产妇不但应该刷牙,而且必须加强口腔护理和保健,做到餐后漱口,早、晚用温水刷牙;另外,还可用些清洁、有消毒作用的含漱剂,在漱口或刷牙后含漱,每次 15 毫升左右,含 1～1.5 分钟,每日 3～5 次。含漱后 15～30 分钟内勿再漱口或饮食,以充分发挥药液的清洁、消炎作用。

19. 如何为妻子寻找伺候月子的合适人选?

一个新爸爸的心声:照顾月子无非通过月嫂、双方父母或亲戚等方式，几种方法各有利弊。现在提供月嫂服务的机构很多，月嫂大多数经过专业培训，服务质量有保证，但缺点是价格高，月薪都在四五千元，对一般工薪家庭来说是一笔不小的支出。另外，月嫂队伍参差不齐，并非所有月嫂的服务都让人满意，挑选月嫂也得碰运气。夫妻双方父母是照顾月子的很好选择，但须考虑老人的身体状况和承受能力。另外，老人们心细，但规矩多，很多照顾产妇和孩子的方法不时尚也不一定科学。

妻子坐月子期间，我休了一个月的产假，家中一下子来了 3 位急于"上阵"的老人。他们都有明确分工，主要是白天忙活，有的做饭，有的照顾孩子，有的洗洗涮涮。老人不能熬夜，晚上由我和妻子看孩子。由于母乳不足，儿子每天晚上喝三四次奶粉。妻子身体尚未恢复，因此半夜起床给孩子冲奶粉的任务就责无旁贷地落到了我身上。我一直睡眠不好，夜里最怕有人打扰，奇怪的是，只要一听到孩子的哭声，我就神经质般地跃身而起，精神得很。由于经常整宿不眠，我白天头昏脑涨，昏昏欲睡，好在有老人在帮忙，我能补补觉。

这里要提醒准爸爸，孩子要自己带。随着科学的发展、社会的进步，"带孩子"也多了许多讲究。孩子是否健康要用身、心健康和社会适应的完好状态来衡量。以前认为，孩子吃得饱，睡得着，不生病就是健康的观点早已过时了。不论城市还是农村，把孩子交给爷爷奶奶、姥姥姥爷，交给小保姆来带，自己省心的做法是不可取的。孩子从父母那里汲取的不仅仅是物质营养，更多的是爱、是精神营养。亲子互动是促进脑发育的关键，千万不可图轻松而错过孩子 2 岁前脑发育的关键期。独生子女政策使年轻父母缺乏带孩子的经验，为此加强与保健人员的沟通十分必要。同时，还可通过书本、电视、电台、各种咨询、参加孕妇班、准爸爸班等多种渠道获得必要的知识。有条件

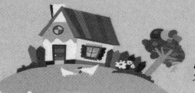

可参加一些俱乐部或家长班,与同龄儿童的家长增加交流会学到许多可借鉴的经验。

(三) 支持妻子进行母乳喂养

1.母乳喂养有什么好处?

社会的发展为母亲哺乳创造了必要的条件,如早接触,让婴儿出生半小时就与母亲皮肤接触,并且母婴昼夜在一起,随时进行哺喂。

母乳是母亲赋予自己宝宝最合适的天然食品,母乳喂养是大自然赋予母亲神圣的职责(图5)。母乳喂养的优点很多。

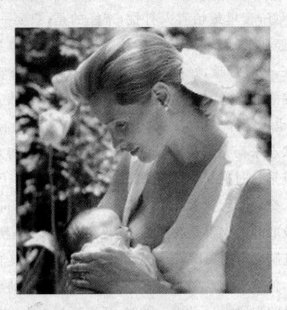

图5 母乳喂养

（1）母乳喂养对婴儿的好处

①母乳含有婴儿所需的全部营养，有助于婴儿发育。母乳中含有丰富的乳清蛋白，容易消化、吸收。母乳比其他乳类含有更多的乳糖，乳糖可提供能量。母乳中含有牛乳或配方奶中没有的必需脂肪酸，这些必需脂肪酸是婴儿脑、眼、血管健康发育所必需的。母乳中含有丰富的维生素。婴儿不需要添加水果汁以补充维生素 C。母乳中铁的含量与牛乳相同，母乳中的铁 50％都可被吸收，牛乳中的铁只有 10％被吸收。因此母乳喂养的婴儿不发生贫血。母乳中的钙 40％都可以被吸收，牛乳中的钙只有 10％被吸收。

②母乳易消化，易吸收，可被婴儿机体有效利用。母乳中含有脂肪酶，可提高脂肪酸的消化和吸收。

③母乳含有抗感染抗体、白细胞等抗感染因子，预防腹泻和呼吸道感染等，可保护婴儿免于感染，增强了婴儿的抗病能力。初乳是母亲在分娩后最初几天产生的特殊的母乳，含有排便因子，有利于婴儿胎便的排出，预防黄疸的发生。母乳无菌、温度适宜，不易造成肠道感染和胃肠功能紊乱。

④有利于母婴之间的感情交流。母乳喂养使母亲和婴儿接触机会增多，有利于建立母子感情，能促进母婴心理健康，母乳喂养的婴儿哭得较少且发育得较快。一些研究表明母乳喂养有助于婴幼儿的智能发育。

（2）母乳喂养对母亲的好处

①有助于母婴结合，产生一种密切并充满爱心的联系。母乳喂养使母亲感到一种情感上的满足。分娩后立即进行紧密接触有助于这种关系的发展。

②纯母乳喂养抑制卵巢的排卵，有助于推迟再一次妊娠。

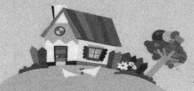

③帮助子宫收缩到以前大小,减少阴道出血,预防产后出血。

④减少母亲患乳腺癌、卵巢癌的危险。保护母亲健康。

⑤可以消耗母亲多余脂肪,保持母亲身材,使乳房丰满。

(3)母乳喂养对家庭的好处

①经济。可省去买奶粉、奶瓶、消毒锅等人工喂养所需要的所有开支。

②方便。母乳喂养的妈妈省去了配制牛奶、消毒奶瓶、购买奶粉及维生素补充等的麻烦。尤其是夜间,当宝宝饿了,母乳喂养的妈妈抱着宝宝就喂上了,而配方奶需要配奶的过程。

③温度适宜。母乳喂养的婴儿得到的乳汁温度适宜。

④减少污染的机会。母乳喂养的婴儿直接摄入的母亲乳汁,没有污染的环节。

(4)母乳喂养对社会的好处

①母乳喂养的婴幼儿身体素质好,不易患病,有利于提高全民身体素质。

②婴儿具有良好的心理素质,有助于家庭和睦、社会安定。

2.如何掌握喂奶的时机和间隔时间?

当婴儿饿了或母亲乳房胀了就应喂哺。喂奶的次数和间隔时间不受限制,这就是按需哺乳。按需哺乳能保证婴儿生长发育的需要,满足新生儿的口欲及心理的需要,因此不要认为婴儿吃饱,就将乳头从婴儿嘴里拔出。频繁有效的吸吮能刺激泌乳素的分泌,加速产后子宫的复旧,并且预防奶胀。

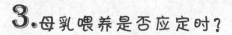

3. 母乳喂养是否应定时？

有人认为，给婴儿喂奶最好定时。如果时间还没有到，不管孩子怎么哭也不能喂奶，这种观点是错误的。婴儿总是在通过各种方式，竭尽全力地把自己的渴望传递给母亲，想吃奶的啼哭也是其中之一。但是，当婴儿明白自己无论怎么哭都吃不到奶时，他就会渐渐放弃这种正确传递自己情绪的欲望。而母亲却为了自己的方便，在婴儿不想吃奶时硬喂，在婴儿想吃奶时又不喂，这样一来，婴儿在刚刚降临这个世界之际，其正确的身体感觉便被扭曲了。婴儿丢失了正确传递自己感觉的方法，结果会变成一个没有毅力、精神压抑、缺乏生气的人。

母乳喂养应该遵照按需哺乳的原则，就是宝宝需要了或者妈妈奶胀了就需要喂奶，哺乳的时间和间隔的长短不受任何限制。

4. 婴儿夜间是否可以由别人照料？

回答是否定的，母亲必须和婴儿24小时在一起，每天分开的时间不超过1小时。这样可保证按需哺乳，促进乳汁分泌，增进母子感情。有的人很不愿意在婴儿身上多花精力，也不陪伴婴儿睡觉，这是非常错误的。对于婴儿来说，亲密的接触（这里是指抚摸性接触）是相当重要的。所以，父母要尽量地多抱婴儿。如果把还不到两个月的婴儿送到托儿所去，那么婴儿受到的抚摸将大大减少。这样做的结果很可能导致婴儿拒绝吃奶，即使吃了也会吐出来或者是大便变稀等。这个时候，如果母亲能意识到这是由于自己与婴儿的交流过少造成

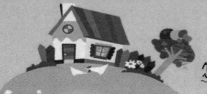

的,从而尽量增加对婴儿的抚摸,那么婴儿的这种症状不但会消失,而且身体也会明显的胖起来。

5. 什么是早吸吮? 有什么好处?

早吸吮是指自然分娩后立即喂哺自己的婴儿,或剖宫产术后回到母婴同室的病房立即喂哺自己的婴儿。

由于母亲产后疲劳,需要休息,而且母乳分泌也不多,所以很多人认为没有让宝宝吸吮的必要,这是一种错误的观念。尽早吸吮可以及早建立泌乳反射和排乳反射,并可以增加母体内泌乳素的含量,加快乳汁的分泌。同时,及早让新生儿获得营养补充,还可以避免新生儿低血糖的发生。分娩后早吸吮可促进下丘脑释放催产素,刺激子宫收缩,减少产后出血;早吸吮可强化婴儿的吸吮能力,因为分娩后婴儿的觅食反射最强,是强化吸吮的好机会;早吸吮刺激乳头,反射到大脑皮质,促进泌乳素分泌,通过血液循环到达乳房,建立泌乳反射,促进乳汁分泌;早吸吮可增加母子之间的感情,促进母乳喂养;母亲的初乳是婴儿早期最好的食品,它含有丰富的蛋白质和抗体,减少了婴儿得病的机会;并促进胎便的排出,减少新生儿黄疸的发生。

6. 纯母乳喂养是什么含义?

是指母亲喂哺自己的婴儿,不添加任何食品和饮料(药物、维生素、无机盐除外),对于母亲挤出的奶不能用奶瓶喂养,可用小杯子、滴管喂哺。一般建议母亲坚持纯母乳喂养6个月。

7. 为什么产妇喂奶时会出现下腹痛？

当产妇给宝宝喂奶时,会使体内释出催产素,刺激子宫收缩,加重宫缩痛。在子宫收缩的过程中,产妇会感觉下腹疼痛,称为产后宫缩痛。这种疼痛4～7天后会自行消失。为了减轻产妇的腹痛,可以采取以下方法:

(1)侧睡:让产妇侧睡,避免长时间站立或久坐,以减少该部位的疼痛,坐时给产妇臀部垫个坐垫也会有帮助。

(2)按摩:在产后10天内,丈夫可用手掌稍微施力帮妻子做下腹部环形按摩,一直到感觉该部位变硬即可,如果子宫收缩、疼痛厉害时,应暂时停止按摩,用俯卧姿势来减轻疼痛。

(3)止痛药:若是经以上方法处理后,仍然感觉疼痛不舒服,影响休息和睡眠,应通知医护人员,必要时可以用温和的镇痛药止痛。

8. 为什么人工喂养不如母乳喂养好？

人工喂养干扰母婴结合,妨碍母婴之间亲密、相爱的关系。人工喂养儿更容易患腹泻,呼吸道、耳部及其他部位的感染,腹泻容易发展为持续性腹泻,很可能是由于喂奶次数太少或奶汁过于稀释,实际摄入的奶很少最终导致营养不良、维生素缺乏。人工喂养儿比母乳喂养儿容易死于感染和营养不良,容易发生过敏如湿疹及哮喘;可能对动物乳汁不耐受,因而发生腹泻、皮疹或其他症状。儿童时期的某些慢性病,如患糖尿病的危险性增加。人工喂养有可能过食而变为肥胖,影响智力的良好发育,而使智力测定评分降低。不

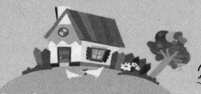

母乳喂养的母亲可能很快再次妊娠；母亲在产后出现贫血的可能性增加，且以后容易发生卵巢癌和乳腺癌。所以，人工喂养对母婴双方都不利，母乳喂养对孩子的健康及生存至关重要，对母亲健康也十分重要。

9. 什么是初乳？ 有哪些主要成分？

初乳是指产后 1 周内的乳汁，是孕育了 10 个月的乳汁，含有丰富的营养，呈黄色，量较少。

初乳的脂肪和糖的含量都比较低，很适合新生儿消化和吸收。同时，初乳中蛋白质的含量较高，特别是具有抗感染作用的免疫球蛋白，可以保护宝宝免受细菌的侵袭；初乳中还含有防止细菌繁殖的乳酸和溶菌酶等，可以大大减少宝宝得肠炎、腹泻和呼吸道感染性疾病的机会；初乳还有轻微的通便作用，有利于胎便的排出，减少胆红素含量，减轻新生儿黄疸；此外，初乳中还含有丰富的牛磺酸，对宝宝脑组织的发育具有极大的促进作用。

因此说，"初乳是金"，实际上初乳比金子贵重得多。

10. 什么是前奶和后奶？ 有什么区别？

在每次喂奶当中，乳汁的成分也随之变化，一般将乳汁分为前奶和后奶，两者所含营养成分有所不同。喂奶时，前 10～15 分钟吸出来的奶叫"前奶"。前奶外观较稀薄，富含水分、蛋白质，婴儿吃了大量的前奶就得到了所需要的水分和蛋白质，因而纯母乳喂养的宝宝在出生后 4 个月内一般不需要额外补充水。

前奶以后的乳汁,外观色白且比较浓稠,称为"后奶"。后奶富含脂肪、乳糖和其他营养素。能提供许多热能,使婴儿有饱腹感。因此,哺乳时不要匆忙,切不可将开始的前乳挤掉,也不可未喂完一侧又换另一侧,应该允许婴儿尽量吃,既吃到前奶又吃到后奶,这样才能为婴儿提供全面的营养。在母乳喂养时,我们强调应先喂空一侧乳房,然后再换另外一侧,这样婴儿就能吃到妈妈的前奶和后奶。

11. 如何保证妻子有足够的乳汁?

正常情况下,几乎每个母亲都能为自己的孩子提供足够的母乳。但时常有些母亲感觉自己的奶水不足,这往往是因为婴儿吸吮不充分或无效的吸吮造成的。要保证母亲有足够的乳汁,必须做到以下几点:

(1)适当增加宝宝的吸吮次数和时间:宝宝吸吮乳头的刺激对于乳汁的分泌至关重要,吸吮次数越多,乳汁分泌就越多。

(2)使妻子保持积极乐观的心态:要让妻子相信自己一定能坚持母乳喂养,千万不可过于焦虑和紧张,因为这些不良情绪会直接影响母乳的分泌。

(3)保证妻子充足的睡眠:如果夜间带宝宝休息不好,白天宝宝睡着后应让妻子随时休息一会儿,哪怕是睡不着,闭目养神也有利于身体的复原。

(4)给妻子足够的营养补充:吃一些富含维生素、钙、磷、铁,易于消化的食物,如黄豆猪蹄汤、鲫鱼汤,切不可食用辛辣食物。

(5)切忌过早添加牛奶或奶粉:有些妈妈觉得自己的奶不足,怕

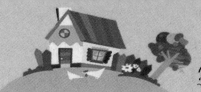

宝宝饿着,急着给宝宝加代乳品,结果乳汁越来越少,最后不得不采用混合喂养或人工喂养的方式,这是十分可惜的。

(6)加强夜间哺乳:泌乳素在夜间分乳更加旺盛,有利于乳汁的分泌。

12.妻子怕喂奶会使体形变胖、乳房下垂,不愿意母乳喂养怎么办?

有些妇女不愿意用母乳喂养孩子,生怕毁了体形。担心为了保证多分泌乳汁而吃得过多使身体发胖。哺乳期的母亲需要足够的营养以弥补身体的消耗,故体重不会明显增加。

在中国大多数女性哺乳期身材变胖,体重增加,这是因为中国的饮食习惯造成的。产妇为了下奶往往要喝很多种汤类,尤其是动物肉的汤,如鸡汤、骨头汤、鱼汤等,这些汤往往含有大量的脂肪,产妇如果全喝下去,势必会吃进去大量的脂肪,而使自己发胖。因此,科学的饮食方法非常重要。首先,要注意平衡饮食,粗粮、细粮、鱼、虾、肉、蛋、蔬菜、水果、牛奶等都吃。其次,注意科学的喝汤,做好汤后,将汤锅静置一段时间待脂肪浮在表面后,将脂肪去掉再喝,这样既有营养,又不会喝下去大量的动物脂肪了,体重也就不会逐日增加。

母乳喂养对乳房的形状和大小有没有影响呢?乳房在妊娠期间胀得很大;孩子出生后,不管吃不吃母奶,乳房会比以前还要大。母亲应该戴一个尺寸合适的胸罩,以托住乳房,不仅哺乳期要这样,妊娠后期也要如此,白天夜里都要戴。这样做是为了防止乳房在增大变重后其皮肤和内部支撑组织撑扩伸张。对许多妇女来说,在妊娠第 7 个月时,最好应该换大点的胸罩。最好去买那种哺乳胸罩,里面有一种能换能洗的垫子,可以吸净渗漏出来的乳汁(当然也可以用棉垫代替),能从前面解开喂奶(要买那种用一只手就能轻易解开的胸罩)。妊娠期和哺乳期乳房适宜的护理会保持原来的乳房形状,其中有些妇女体形变得更吸引人了。

13. 乳母如何选择合适的乳罩?

乳罩的选择宜以舒适、合身、足以支托增大的乳房为标准。怀孕 3 个月时乳房约比孕前增加 2/3 个罩杯,此时不能再穿原来的乳罩,选择新乳罩时注意罩杯应比孕前大些或者更有弹性些。怀孕 7 个月时乳房的乳腺组织逐渐发育到最完整,此时最好去买个哺乳乳罩,里面附有能换洗的垫子,可以吸净渗漏出来的乳汁。有些妇女怕影响乳房发育干脆不戴乳罩,任其自然悬垂,其实这种做法也不对。乳房失去乳罩的支持固定,因重力作用会向下垂坠,这样上半部的腺体受牵拉发育不好,下半部受压腺管扭曲、腺泡细小,同样影响孕期乳房发育,以致造成产后乳汁分泌不足。现代城市女性缺乳或乳少现象较为普遍,给母乳喂养婴儿造成严重的危害,愈来愈引起医学界人士及众多年轻夫妇们的重视。据调查发现,乳罩选用不当就是其中原因之一。另有化纤类乳罩的脱落纤维可填塞乳腺管,引起乳汁淤积,进而表现为缺乳或乳腺炎的说法。因此,孕妇为避免产后缺乳、少乳及乳腺炎发生,宜选用大小适中的纯棉乳罩。挑选哺乳乳罩应遵循以下原则:

(1)舒适性:尺寸要合适、舒适,选择较薄的纯棉针织面料。

(2)支托性:选择具有良好支托的乳罩,能很好地托起准妈妈日

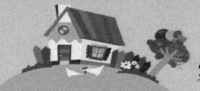

益沉重甚至下垂的乳房,保持良好的胸部体形。

(3)方便及时更换:随着孕期的推进,根据自己胸围大小的变化随时购买更大一号的乳罩。到了分娩前 2 周,乳房尺寸基本固定,这时就可以购买几只哺乳乳罩,以应对产后哺乳期的勤洗勤换需要。

(4)方便哺乳:哺乳乳罩的款式有好几种,比如吊杯乳罩、拉链乳罩或者前开口乳罩。吊杯乳罩和拉链乳罩单手就能够解开拉上,这是优点,但是要小心不要让拉链夹住自己的皮肤。

(5)大小要合身:一般在乳罩的商标上都会印有尺码,例如 B75、D80;其中 75 或 80 指的是下胸围为 75 厘米或 80 厘米,而字母 B 或 D 指的是文乳罩杯的大小。测量乳罩的方法如下:

①测量上胸围。把软尺刻度为厘米的一面向外,在乳头的水平位置围上一圈,测量得出的数值就是(上)胸围的尺寸。

②测量下胸围。用同样的方法,贴着乳房隆起根部的下方围上一圈,这样测出的就是下胸围的尺寸。

③罩杯。罩杯尺寸＝上胸围-下胸围。罩杯的尺寸是根据上下胸围相减得出的值来确定的,A 罩杯约为 10 厘米;B 罩杯约为 13 厘米;C 罩杯约为 15 厘米;D 罩杯约为 18 厘米。

14.妻子哺乳时采取什么体位好?

喂奶的姿势有两种,可采取坐位或侧卧位。坐位时妈妈坐在有靠背的椅子上,把宝宝抱在怀里,让宝宝和妈妈胸贴胸、腹贴腹,妈妈一只手的拇指和其他四指分放在乳房的上、下两侧,托起乳房(图6)。母亲喂哺婴儿时体位要舒适,肌肉放松,取坐位时两肩放松,座椅有靠背,不宜过高。侧卧位喂奶应让婴儿也侧卧位面对乳头保持体位舒适(图7)。不管是坐位还是侧卧位都要遵守以下三个原则。

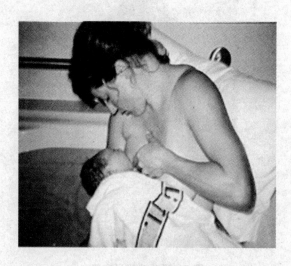

图 6　坐位哺乳

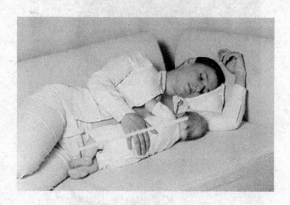

图 7　侧卧位喂奶

(1)婴儿的头及身体应呈一直线(图8)。

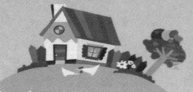

（2）婴儿的脸对着乳房，鼻子对着乳头（图9）。母亲抱着婴儿贴近自己。

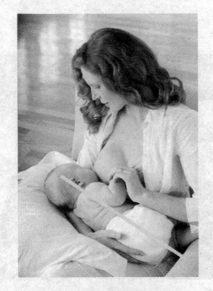

图8　婴儿头体呈直线

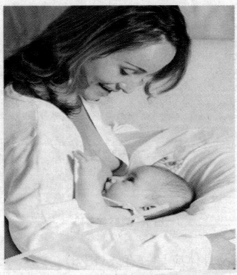

图9　婴儿鼻子对着乳头

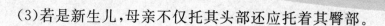
（3）若是新生儿，母亲不仅托其头部还应托着其臀部。

15. 怎样保证宝宝哺乳时含接姿势正确？

哺乳时，妈妈和宝宝应当是胸部贴胸部，腹部贴腹部，宝宝的鼻子和妈妈的乳头相对。宝宝的头应和身体保持在一条直线上。妈妈用乳头触碰婴儿的上嘴唇，诱发觅食反射，宝宝张开嘴巴后使其能大口地把乳晕吸入口内。让宝宝含吮到乳头及尽可能大部分的乳晕。这样，宝宝在吸吮时能充分挤压乳晕下的乳窦，使乳汁排出，还能有效地刺激乳头上的感觉神经末梢，促进泌乳和排乳反射（图10）。

如果宝宝的颌部肌肉出现缓慢而有力，并伴有节律地向后做伸展运动直至耳部，说明宝宝的含接姿势正确；反之，如出现两面颊向内的动作，说明宝宝含接姿势不正确，应马上矫正。

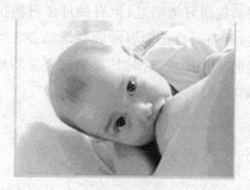

图10 正确含接乳头

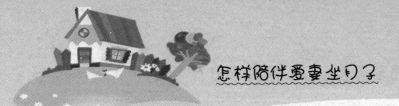
16. 每次喂奶都要清洗乳房吗？

乳母只要保证每天沐浴,更换干净的内衣就足够了,每次喂奶时就没必要清洗乳头了。

17. 妻子的乳房小会不会没有乳汁？

在医学上,乳房大小与乳汁多少并没有直接关系。乳汁的多少与泌乳素水平相关。只要哺乳期保证充足的营养,让婴儿频繁而有效地吸吮,就可促进乳房分泌足够的乳汁。

18. 妻子的乳头小怎么办？

所有的乳房都能很好地哺乳,但有些母亲可能担心自己的乳头太小不适于哺乳,因而对自己能否哺乳缺乏信心。当然有的乳头较小会使婴儿含接时比较困难,这时只要让宝宝频繁地吸吮将有助于乳头向外拉出,哺乳同样会成功的。

19. 妻子乳房的乳头凹陷怎么办？

当产妇的乳头凹陷,婴儿吸吮困难者,哺乳时妈妈先用食指和拇指将乳头牵拉提起,并尽量将乳头及乳晕一起送入宝宝的口中,宝宝慢慢就会接受并适应。经过宝宝的吸吮,其凹陷的乳头也会逐渐得到矫正。

20. 妻子的乳头被宝宝吸破出血怎么办？

出血是由于乳头表皮破损,出现小裂口,又称乳头皲裂。发生乳头皲裂不要断奶。每次喂奶前可用温开水清洗奶头,先喂健侧乳房,然后再喂患侧,因为吸吮的力量会随着宝宝对母乳需求欲望的降低而减弱,这样妈妈的疼痛感也会相应减轻。喂奶后挤一些乳汁涂抹在乳头上。喂完奶不可用力将乳头从宝宝口中拉出。

21. 妻子的乳房出现硬结怎么办？

乳房内有许多硬块,造成的原因是没有及早开奶,没有及时将乳汁排出,以致乳腺管受阻,排乳不畅,反过来又加重乳汁的淤积。乳汁淤积后,最佳的处理方法就是让宝宝不断地吸吮,其次按摩乳房,并将乳汁挤出。挤奶可用手挤,乳房经热敷、按摩后,用拇指与另外四指分别放在乳头上下方2厘米处的乳晕上,有节奏地挤压乳晕下方的乳窦,乳汁可渐渐排出,要顺时针方向将乳晕各部位均挤压,才能充分排空乳房。也可用吸奶器吸引,但要注意器械的清洁与消毒,用手挤奶时也要将手洗干净,免得感染。

22. 妻子为什么会出现乳房肿胀？

乳房肿胀是因为过度充盈,是由于乳汁、组织液和血液的增加,后者干扰乳汁的流出。表现为乳腺管不通畅,乳房看上去发亮,皮肤发红、水肿;产妇觉得乳房肿痛、发热、乳汁流出不畅。发热通常在24

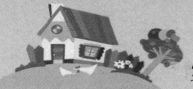

小时内消退。区别充盈和肿胀是很重要的,肿胀不太容易处理。

(1)乳房肿胀的常见原因:乳汁很多,开奶太晚,宝宝含接不正确,不能经常排空乳房,限定喂奶时间。

(2)预防措施:分娩后立即开奶,保证婴儿正确的含接姿势,鼓励按需哺乳。

23.妻子奶胀怎么办?

妻子奶胀时,乳房会变得比平时硬挺、胀痛和压痛,甚至还有发热的感觉,表面看起来光滑、充盈,乳晕也变得坚挺有疼痛。以下几种处理方式可缓解奶胀:

(1)婴儿吸吮:最好的方法就是让宝宝充分地吸吮乳头,使乳房及时排空。

(2)热敷:当妻子奶胀疼痛时,可自行热敷乳房,使阻塞的乳腺腺管变得通畅,乳房血液循环也会变得好一些。热敷注意避开乳晕和乳头部位,因为这两处的皮肤较嫩;温度不宜过热,以免烫伤皮肤。

(3)按摩:适当热敷乳房,使血液流通后即可按摩乳房。乳房按摩的方式有很多种,一般以双手托住单边乳房,并从乳房底部交替按摩至乳头,再将乳汁挤在容器中的方式为主。待乳房变得较为柔软了,宝宝才容易含住乳头。

(4)借助吸奶器:妈妈若感到奶胀且疼得厉害时,可使用手动或电动吸奶器来辅助挤奶。

(5)冲热水澡:当乳房又胀又疼时,不妨先冲个热水澡,将全身洗得热乎乎的,感觉会舒服些。

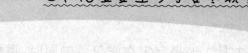

24. 妻子发热还能哺乳吗？

妻子哺乳期出现发热，一定要及时到医院就诊，在明确病因之前可暂停哺乳，但必须将乳房内的乳汁挤出，否则停止哺乳后容易回奶。如果只是感冒引起的发热，或者是乳腺炎引起的发热，就不必停止哺乳。

25. 如何判断婴儿是否吃饱了？

婴儿是否吃饱了，以下几方面可以作为判断的标准。

（1）自己停止吸吮：一般来说，宝宝要是吃饱了有时候会左顾右看，再喂时他会拒绝。另外可以轻轻拍拍孩子的脸颊，宝宝没有吸吮动作也说明宝宝吃饱了。

（2）体重增加，发育良好：小于 6 个月的婴儿平均每月增加体重600 克，或至少每星期增加 125 克，说明奶量充足。

（3）尿量正常：婴幼儿每天排尿 6 次以上，无色或淡黄色，说明孩子吃饱了。

26. 母乳喂养以持续多久为好？

世界卫生组织、国际母乳会等机构提倡母乳喂养应坚持到孩子满两岁；联合国儿童基金会、美国儿科学院曾推荐婴儿应该接受至少6 个月的母乳喂养。

根据我国儿童发展规划纲要和实际情况，母乳喂养至少应该到 6

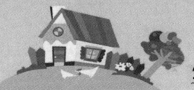

个月,完全断奶在 10～12 个月。如果宝宝在吃母乳的同时,添加了辅食,并且接受辅食情况良好,也可以推迟断奶。

27. 何时可以给宝宝添加辅食?

一般在婴儿 6 个月时可以添加辅食,因为此时婴儿唾液分泌量增加,淀粉酶也增多,胃容量比出生时增大,胃肠功能逐渐完善。婴儿 6 个月左右开始出牙,也可以逐渐增加一些固体类食物,这样在婴儿 6 个月以后,慢慢地减少奶类,增加辅食,锻炼婴儿的咀嚼能力,从食物营养成分上补充奶类的不足,这样婴儿在断奶时就不会因为食物性质的突然改变造成胃肠功能紊乱,影响正常生长发育了。

28. 母乳喂养的孩子需要补充水或果汁吗?

纯母乳喂养的宝宝在 6 个月之前都不用喂水,因为奶水含有宝宝成长所需的各种物质和水分。婴儿出生时体内已储存有一定量的水分,再加上出生后半小时之内吸母亲的初乳,又可得到 10～20 毫升母乳(包括水分)。出生后 2～3 天母乳充足,奶量增多,母乳可提供婴儿生长发育所需的全部营养物质和水分。所以,母乳喂养不必再喂水。尤其在婴儿出生头 6 个月内,不必喂果汁、菜汁以补充水分。若过早、过多喂水,必然吸取乳汁量减少,致使母乳分泌减少。

29. 何种情况下不宜母乳喂养?

从母亲方面来看,如有以下情况之一者不宜哺乳:

(1)母亲患传染病，并正在急性传染期。例如，患有各型传染性肝炎的急性期，或活动期肺结核的患者。

(2)母亲为心脏病患者，而且心功能在Ⅲ、Ⅳ级或有心力衰竭的。

(3)乳母为严重肾功能不全患者。

(4)患高血压、糖尿病，伴有重要器官功能损害的病人。

(5)严重精神病、先天代谢性疾病的患者。

(6)孕期或产后有严重并发症，需进行治疗的母亲应暂时不进行哺乳。可在病情允许情况下，由医务人员协助挤奶，以保持泌乳，待病愈后再进行哺乳。

(7)当母亲因疾病需服用有害于婴儿的药物治疗，如抗癌药、抗代谢药物等，也不宜母乳喂养。

对婴儿来说，经确诊为先天代谢性疾病，如苯丙酮尿症、枫糖尿症和半乳糖血症的病儿，则不宜用母乳和其他乳类喂养，需在医生指导下选择适宜营养品。此外，还有部分并非母乳喂养禁忌，只是暂时喂养困难的，如患有某些先天性畸形的新生儿（唇、腭裂患儿）或早产儿吸吮困难者，可挤出母乳，用胃管、滴管或小勺进行喂养。

30. 乳腺炎的病因及治疗方法有哪些？

患乳腺炎的乳房局部皮肤红、肿、剧痛、发热，乳头的顶部有皲裂。乳腺炎有时候易与乳房肿胀相混淆，后者累及整个乳房，且通常是涉及两侧乳房。乳腺炎只影响乳房的局部，通常是一侧乳房，但如果乳房肿胀不缓解，可导致乳腺炎。

(1)乳腺炎的病因：乳腺炎是由于喂奶不够频繁，无效吸吮，衣服太紧，喂奶时手指压住了腺管，乳房引流差。紧张、过度劳累，减少喂

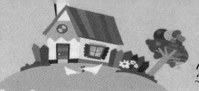

奶次数和持续时间。乳房损伤,组织破坏。乳头皲裂,使细菌得以进入。乳房的部分乳腺管被浓稠的乳汁堵住结成硬块,乳汁不能排出,此处有压痛,硬块上皮肤发红,但母亲不发热,一般感觉良好,这种情况称为非感染性乳腺炎。如果乳头有皲裂,乳房被细菌感染,产妇发热,白细胞计数高,就称为感染性乳腺炎。一般产妇症状都很严重,需要用抗生素治疗。

(2)乳腺炎的治疗:吸空乳房,完全休息,用抗生素、镇痛药。最重要的治疗是改善受累乳房部位的乳汁引流,经常喂哺,吸空乳房。先喂未受累的一侧乳房,因疼痛可能会抑制射乳反射,射乳反射开始后再喂受累的乳房。纠正婴儿的含接吸吮姿势。变换体位,每次喂奶采用不同的体位,这有助于从乳房的各个部位平均地排出乳汁。教产妇用环抱式或卧位喂奶,以取代每次都抱在胸前的喂奶姿势。如母乳喂养有困难,或母亲不愿用病侧乳房的乳汁喂哺新生儿,特别是在乳房很痛的时候,或婴儿拒绝吃感染乳房的乳汁时(可能因为乳汁味道有变化),需要人工挤奶,将乳汁排出。如果乳汁存留在乳房里,可能会形成脓肿。通常阻塞的乳腺管通畅后,乳腺炎在一天内就会好转。

31.乳房念珠菌感染有何症状? 怎样治疗?

(1)乳房念珠菌感染的症状:本病通常发生在用抗生素治疗乳腺炎或其他感染之后。表现为喂奶后产妇还有乳房烧灼感和刺痛感,疼痛可放射至乳房深部,像有针穿过乳房一样;乳头持续性疼痛,应怀疑念珠菌感染。检查婴儿的口腔是否有鹅口疮,颊部内侧或舌上是否有白斑,或臀部是否有真菌感染。

（2）乳房念珠菌感染的治疗：①喂奶后用制霉菌素霜（10 万单位/克）涂奶头，每日 4 次，治愈后 7 天停药。②婴儿有口腔真菌感染时，喂奶后用制霉菌素混悬液（10 万单位/毫升）1 毫升滴到婴儿口中，每日 4 次，共 7 日，或至妈妈治愈时为止。停止用安慰奶嘴、橡皮奶头和乳头罩。

32.婴儿如何人工喂养？

当母亲由于各种原因不能亲自哺喂时，则需要选择母乳代用品喂养婴儿，称为人工喂养。目前常用的代乳品有牛奶、羊奶、马奶或其他代乳品。随着科技的发展，人乳化奶粉配方质量也不断提高，越来越贴近人乳，只要选择得当、调配正确、注意消毒，还是可以满足婴儿营养需要，保证生长发育良好的。但任何一种代乳品的喂养，从抗感染和情感交流的角度来讲均无法与母乳喂养相比，所以只有在迫不得已时才可采用人工喂养。但母亲也不必因不能母乳喂养而感到内疚，妈妈不安的心情会影响到婴儿，造成小儿情绪不安，甚至影响到幼儿期，所以妈妈要自信，要接受现实，以自然的态度去抚养孩子。

（1）选用人乳化配方奶粉为最佳选择：这种奶粉去掉了牛奶中过多的蛋白质和无机盐（尤其是磷），更适于婴儿的消化和吸收（特别是利于钙吸收）；提高了脂肪中不饱和脂肪酸的比例，更适合婴儿需要；增加了糖含量，保证了热能的提供；补充了多种维生素，如 β 胡萝卜素、维生素 D、DHA、AA 和微量元素铁等，弥补了牛奶的不足。配方奶不像鲜牛奶那样质量易受多种因素影响，同时免去婴儿吃鲜牛奶需稀释、加糖、制作等许多麻烦。对小于 6 个月而需人工喂养的小婴儿来说，人乳化奶粉最为适合（表 1）。

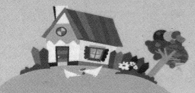

表1 人奶与牛奶的成分对比(每100毫升奶)

成分	人奶	牛奶
脂肪	4.2克	3.7克
糖类	7.4克	4.9克
蛋白质	1.3克	3.5克
无机盐	0.2克	0.72克
钠	15克	51克
钾	60克	137克
钙	30克	117克
磷	15克	92克
铁	0.76克	0.5克
维生素A	200国际单位	103国际单位
维生素D	32.4国际单位	1.4国际单位
热能	70千卡	66千卡

(2)人工喂养注意事项

①奶量的计算。新生儿所需奶量应按每日所需总热能和总液量计算。一般每千克体重每日需100～120千卡热能,水150毫升。牛奶每100毫升可提供65千卡热能,每100毫升奶中加8克糖时所提供热能约为100千卡。对新生儿而言,体重在3.2～4.9千克,牛奶加水应为2∶1,每100毫升可加糖5克,每日喂7次(2～3小时哺喂1次),每次喂50～120毫升即可。稀释奶粉时加水过多会使婴儿体重增加缓慢,甚至引起消瘦;而加水过少会使婴儿摄入过多热能、蛋白质和无机盐,加重消化和排泄的负担,甚至引起高钠血症、消化功能紊乱、肥胖等。人工喂养的婴儿在两次喂奶间应适量喂水,每日总量可按150毫升乘以体重(千克)再减去每日总奶量计算(表2)。

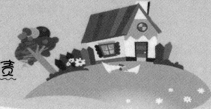

表2　按体重推算每次喂奶量(毫升)

体重(千克)	出生天数							
	0	1	2	3	4	5	6	7
1.5～1.9	15	17	19	21	23	25	27	27+
2.0～2.4	20	22	25	27	30	32	35	35+
>5	25	28	30	35	35	40+	45+	50+

②奶瓶及奶嘴的选择。新生儿最好用玻璃奶瓶,这种奶瓶内壁光滑,容易清洗和煮沸消毒,吃奶时容易观察液面,避免婴儿进食时奶嘴部未充满乳汁导致吸入过多空气而引起漾奶。奶瓶最好有帽,可避免消毒后再次污染。应多准备几个奶瓶,用过的奶瓶一定要洗净后煮沸消毒20分钟以上才可再用,否则会因奶瓶或奶嘴清洁不彻底,细菌繁殖而引起婴儿消化道感染。选择橡皮奶嘴不宜过硬和过软,过硬小婴儿吸不动;过软奶嘴因吸吮时的负压而粘在一起,吸不出奶。奶嘴孔一般用缝衣针烧红后烫出,大小以奶瓶倒立时奶以滴状连续流出为宜。喝水的奶嘴孔一般小于喂奶的奶嘴孔,应用时应区分清楚。过大的奶嘴孔在婴儿吸吮时奶流过急会引起呛奶。家长应仔细观察孩子吃奶情况,认真判断,以便选择适合的奶嘴。喂奶前要将乳汁滴于手背或手腕处,试乳汁温度,以不烫手为宜。

③避免过度喂养。作为辅食添加用的米粉、麦粉最好在小儿4个月时食用,以免过早应用谷类食品造成肥胖,或因淀粉酶活性差,使谷类消化吸收差而引起腹泻。

(3)新生儿食入充足乳量的指征:小儿吃奶后表现舒适;生后第一周体重下降小于10%;以后每周体重增长不低于160克或第一个月体重至少增加300克;生后3天大便由墨绿色变为浅棕色或黄色。

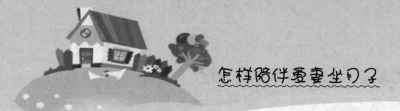

（四）月子期应注意的生活细节

1. 产后何时来月经？

产后什么时候来月经，与产后身体恢复的速度和程度、健康状况、营养情况，以及是否母乳喂养有很大关系。产后来月经的时间因人而异，最早的可在产后 6 周恢复月经，哺乳的产妇多数推迟到半年以后来月经，正常的生理现象是先排卵后来月经。

2. 产后何时才能过性生活？

在妊娠期间，孕妇的子宫增大近 25 倍，分娩后增大的子宫及内膜创面需要一定的时间修复。产褥期宫腔内的恶露极利于细菌繁殖生长，同时大量繁殖的细菌会随着内膜创面扩散到全身，造成败血症，危及生命。因此，产褥期必须禁止性生活，以免引起不良后果。一般来说，如果产后 42 天已无阴道出血，经过医生检查后，一切恢复正常就可恢复性生活，但一定要避孕。

3. 哺乳期过性生活需要避孕吗？采取什么方法好？

从分娩到再次来月经，有的人产后一个多月就可来潮，有的人因哺乳一年左右都不来，也有的人这次已经来了，下次不一定按月来。总之，由于不能预测产后什么时候开始排卵，想等月经来后再避孕则为时已晚。哺乳期最好的避孕方法仍然是工具,口服避孕药会通过乳汁影响宝宝,故不宜选用。

4. 妻子哺乳期感冒能吃药吗?

哺乳期用药的一个重要原则就是:既能有效地治疗母亲的疾病,又要尽可能地减少药物对婴儿的影响。

如果母亲发热不超过 38.5℃,可以继续喂母乳。母亲患感冒时,早已通过接触把病菌带给了孩子,即便是停止哺乳也可能会使孩子得病。相反,坚持哺乳,反而会使孩子从母乳中获得相应的抗病抗体,增强抵抗力。乳母应多喝水,可服用一些抗病毒的中药,如板蓝根、感冒清热冲剂、双黄连及维生素 C,最好在给宝宝喂完奶后马上服。如果症状较重,一定要在医生的指导下使用婴儿也能用的药物,如青霉素类和头孢菌素(先锋霉素)类。

哺乳时戴口罩,以防呼出的病原体直接进入孩子的呼吸道,传染给婴儿。居室要每天轮流开窗通风。

5. 乳母为何不能吸烟和饮酒?

烟草中除有尼古丁外,还有一氧化碳、二氧化碳、氢氰酸、焦油等,这些物质可随着烟雾被吸收到血液中,然后进入乳汁,从而影响小儿的生长发育。同时孩子在妈妈吸烟时可被动吸烟,此时幼小孩子的呼吸道还不能承受烟毒的刺激,容易使呼吸道黏膜受损伤,而反复患呼吸道感染会影响孩子的发育。

酒精可使母亲的泌乳量减少,孩子可发生酒精中毒。因此,哺乳

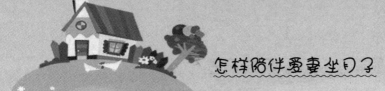

期应禁止吸烟和饮酒。

6. 妻子何时做产后检查？

按医嘱定期返院接受追踪检查，包括产后访视和产后健康检查。产后访视至少 3 次，第一次在产妇出院后 3 日内，第二次在产后 14 日，第三次在产后 28 日，了解产妇及新生儿健康状况，内容包括了解产褥期饮食、大小便、恶露及哺乳情况，检查两侧乳房、剖宫产腹部伤口等，若发现异常应给予及时指导。产妇应于产后 42 日到医院做产后健康检查，测血压，查血尿常规，B 超检查，了解哺乳、子宫复旧情况，观察盆腔内生殖器是否已恢复至非孕状态，最好同时带婴儿去医院做一次全面检查。

7. 妻子产后为什么腰痛？

孕妇分娩后往往会有不同程度的腰痛，主要有以下因素所致。

（1）韧带松弛：怀孕使内分泌系统发生很大变化，为了分娩时能使胎儿顺利娩出，连接骨盆的韧带变得松弛。加之一天天增大的子宫使孕妇的腰部支撑力逐渐增加，导致骶棘韧带松弛，压迫盆腔神经、血管而引起腰痛。

（2）子宫尚未完全复旧：分娩后内分泌系统发生的变化不会很快恢复到孕前状态，骨盆韧带在一段时间内还处于松弛状态中，腹部肌肉也变得较软弱无力，子宫未能很快完全复位，引起腰痛。

（3）照料宝宝：产后妈妈要经常弯腰照料宝宝，如洗澡、穿衣服、换尿布、经常从摇篮里抱起宝宝等，或恶露排出不畅引起盆腔血液淤

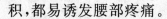

积,都易诱发腰部疼痛。

(4)活动少,体重增加:很多孕妇产后较少活动,总是躺或坐在床上休养,加之体重增加,腹部赘肉增多,增大了腰部肌肉的负荷,造成腰肌劳损而发生腰痛。

(5)产后不注意休息使身体过度疲劳:如经常久站、久蹲、久坐或束腰过紧等,都可导致腰肌劳损,诱发腰痛。

(6)性生活不当:产后避孕方法不恰当,导致人工流产次数多,或房事不节,招致肾气损伤而引起腰痛。

(7)产后过早地穿高跟鞋:使身体重心前移,除了引起足部疼痛等不适外,也可通过反射涉及腰部,使腰部产生酸痛感。

(8)喂奶时姿势不当:经常采取不当或不放松的姿势给宝宝喂奶,使腰部肌肉总处于不放松的状态中,腰部肌肉受到损伤。

(9)子宫位置不正:子宫的正常位置是前倾、前屈,如果发生子宫脱垂,就会沿阴道向下移位,引起腰痛。

(10)产后不慎受寒湿侵袭:致使经络不通而导致血脉运行不畅,引发腰痛。

8. 怎样预防产后腰痛?

(1)孕期重视生活中的体位姿势:孕期均衡合理地进食,避免体重过于增加而增大腰部的负担,造成腰肌和韧带的损伤。注意充分休息,坐位时可将枕头、坐垫一类的柔软物经常垫在腘窝下,使自己感到很舒服,以减轻腰部的负荷。睡眠时最好取左侧卧位、双腿屈曲,减少腰部的负担。穿轻便柔软的鞋子,不要穿高跟鞋,避免弯腰等腰部活动过大的动作。在医生指导下,孕妇适当地做一些预防腰

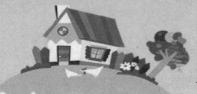

痛的体操。

(2)不可过久弯腰或站立:产后避免经常弯腰或久站久蹲,准备一个专给宝宝换尿布、洗澡的台子。台子高低要适宜,最好有多个不同功用的抽屉,把经常使用的尿布、纸尿裤、爽身粉、护臀油及其他常用物品放在里面,使妈妈不用弯腰伸手即可拿到。如果台子能与婴儿床或摇篮相连,旁边放上一把与之匹配的椅子就更好不过了。如果在厨房中放一把椅子就更是一个明智之举,可使妈妈做家务时不用久站,利于子宫复位。为宝宝准备睡觉的婴儿床、童车不要过低或过高,避免使妈妈经常得弯下腰才能抱起或往下放宝宝,最好购买可以升降的婴儿床,小童车的高度也要注意方便妈妈照料宝宝。避免每次从睡床或童车里往外抱或放宝宝时总得过于弯腰。在经常整理或叠衣物的床旁边,放一把带靠背的小椅子,妈妈在需要时可随手取过来坐下,避免采取不舒服的姿势整理衣物。把经常换洗的衣物放在卧室内,并将妈妈和宝宝经常换洗的衣物放在衣橱适宜高度的抽屉里,以妈妈站在衣橱前伸手可及为度。清理房间地板时选用长柄扫帚、拖把和簸箕,以腰不会很快产生酸痛感为宜,每次清理时间不要过长,尤其是产后 3 个月内。

(3)给宝宝喂奶时注意采取正确姿势:坐着或躺着喂奶的姿势都可以,只要自己感到姿势是轻松和舒适的。以坐在低凳上为好,如果坐的位置较高,如坐在床边,可把一只脚放在一个脚踏上,或身体靠在椅子上。最好在膝上放一个枕头抬高宝宝,这样还可承受重量。把宝宝放在腿上,让头枕着妈妈的胳膊,妈妈可舒服地用手臂托着宝宝的后背,让脸和胸靠近妈妈,下颌紧贴着乳房。

(4)生活中注意防护腰部:产后保持充足睡眠,经常更换卧床姿势,避免提过重或举过高的物体,不要过早跑步、走远路。经常活动腰部,使腰肌得以舒展。如果感到腰部不适,可按摩、热敷疼痛处或洗热水澡,促进血液循环,改善腰部不适感。平时注意腰部保暖,特别是天气变化时应及时添加衣物,避免受冷风吹袭,受凉会更加重疼痛。注意劳逸结合,无法避免久站时,交替性让一条腿的膝盖略微弯曲,让腰部得到休息。应注意控制体重,以免增加腰部负担,损伤腰肌。产后也不要过早穿高跟鞋,以免增加脊柱压力,以穿布鞋为好,鞋底要柔软。睡觉时采取仰卧姿势或侧睡,床垫不宜太软,如果太软可铺上较硬的垫子。腰部不适时举起宝宝或举其他东西时,尽量利用手臂和腿的力量,腰部少用力。抬重东西时,注意动作不要过猛。取或拿东西时要靠近物体,避免姿势不当闪伤腰肌。不要吸烟。资料表明,吸烟可引起腰椎骨质疏松,是慢性腰痛的发病原因之一,并影响治疗效果。学会精神放松,紧张情绪会使血中激素增多,促发腰椎间盘肿大而致腰痛,愉快心情有助于防止腰痛发生。每天起床后做2~3分钟的腰部运动,平时多去散步或做骑车运动,都能防止和减轻腰痛。饮食上多吃牛奶、米糠、麸皮、胡萝卜等富含维生素 C、维生素 D 和 B 族维生素的食物,增加素食在饮食中的比例,避免骨质疏松而引起腰痛。从产后 2 周开始,在保健医生的指导下做加强腰肌和腹肌的运动,增强腰椎的稳定性,如做仰卧起坐动作。

9. 怎样防止妻子产后肥胖?

年轻的妈妈有时不免会为"哺乳可使身材变形"等说法而忧心忡忡。的确,女性在分娩后由于内分泌和代谢方面的一系列改变,以及产褥期营养摄入量的增加,有不少人就在此后加入了肥胖者的行列。但是,只要掌握以下要点,就能有效防止产后体重过度增加,保持良

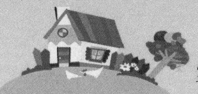

好的体态。

(1)合理膳食：产妇需要足量且营养价值较高的饮食，以尽快地补充妊娠和分娩时的消耗及恢复体力。但过食会使体内营养过剩，多余食物产生的热能可通过代谢转变为脂肪堆积于皮下，造成肥胖。尤其我国对产后母亲的饮食习惯尤其重视，老人们会非常重视熬汤，这对产后的恢复很有作用，但是普遍存在误区，一些家庭在熬好鸡汤、鱼汤、骨头汤或猪蹄等后，让产妇都喝下去，这就会让产后的妇女迅速增加体重，由于这些汤里含有大量的动物脂肪，这些脂肪喝下去后，第一，容易导致产妇体内脂肪堆积；第二，婴儿吃了妈妈含脂肪量极高的母乳后，肠道不能消化和吸收，导致婴儿腹泻。因此，熬好的汤应静置一段时间后，将汤表面上的一层油去掉再让产妇喝，或者将汤凉到合适的温度，用吸管插到汤里，喝下面的成分，这样就避免了大量的脂肪摄入了。

(2)适量体力活动：如无特殊病理情况，产妇于产后5～6小时即可坐起，第二天就可以下地活动。早下地、早活动，有利于恶露排出及子宫复旧，有利于肠道和膀胱功能的恢复，防止产后尿潴留和便秘的发生。还可以根据各自的身体状况做一些适当的产褥保健操，这对于产妇体力和身体各部分功能的恢复是大有好处的。分娩第二天可以开始做缩肛练习，每日3～4次，每次3～5分钟。以后根据体力状况可逐渐增加腹式呼吸、直腿抬高、抬臀等腹部运动。10～14天后，可以做膝胸卧位、仰卧起坐等动作，以增加腹直肌的张力。产褥期适量的体力活动及恰当的体操锻炼，不但可以促进体力的恢复，更可以消耗体内多余的热能而防止肥胖。

(3)坚持母乳喂养：有人认为，哺乳会使乳房松弛变形，影响体形，其实这是一种错误的观点。哺乳妇女体内大量的葡萄糖转化为乳糖进入乳汁喂哺婴儿,体内相当一部分热能得以消耗,因此乳母有良好的食欲,较大的饭量,也不会因热能过剩而发胖。另外,频繁的哺乳使产妇在与宝宝的亲昵和抚爱之中不知不觉地增加了活动量。至于乳房的松弛和变形问题,凡是经过妊娠的妇女,由于体内激素变化的影响,不管哺乳与否,乳房均会有所变化。因此,哺乳期间应佩戴合适的乳罩,以及配合适当的体育活动都将会对乳房的健美起到一定的作用。由于哺乳反而会使乳房的形态更加好看一些。

10. 为什么妻子产后腋窝出现肿块?

不少产妇在分娩后 2～3 天内,突然发现腋窝处长了肿块,疼痛难忍,有的怀疑是淋巴结肿大,有的怕是长了肿瘤,心情十分紧张。

产妇腋下肿块一般为两侧对称,大小相当,在分娩之前是没有的,分娩后与乳房膨胀同时出现,随乳房肿胀而变化,停止哺乳后腋下的肿块也随之缩小。

这种肿块实际上是一种乳腺,但不是正常的乳房组织,而是先天发育不良的乳房组织,是在胚胎时期形成的。在腹部两侧从腋窝到大腿根部这条线上共有 6～8 对乳头状局部隆起,称为乳头始基。正常情况下,除胸前一对发育成乳房外,其余均于出生前退化了,如不退化则形成多余的乳头或乳房称为"副乳",它多见于正常乳房内下方或外上方近腋窝处。由于平时没有乳汁分泌,因而无任何感觉。产妇分娩后乳腺活跃,乳汁大量分泌,有的产妇还出现乳汁淤积形成硬块,出现胀痛,这才引起注意。

产妇分娩后腋下突然出现的这种肿块一般不需求医治疗,实在胀痛难忍时,可服止痛片或局部用皮硝外敷,24 小时疼痛就会消

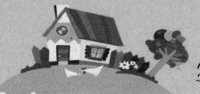
退。采用此法后,如果疼痛不减甚至加重,或者因产妇得了乳腺炎而在腋窝发现有肿块时,就应考虑是否为腋下淋巴结肿大,肿块一般较副乳小,且边界清楚,质地较副乳硬,触摸可活动,还有些疼痛,多由乳腺炎引起,可伴有发热、乳房局部红肿、疼痛。应及时到医院治疗。

产妇腋窝有肿块的另一少见情况为乳房恶性肿瘤,因乳房的淋巴液经淋巴管大部分流经腋窝,在腋窝淋巴结形成转移病灶,这种淋巴结肿块的质地较硬,活动度小,疼痛也不明显。如遇到这种情况,应迅速就医,以免延误病情。

五、做个合格的爸爸

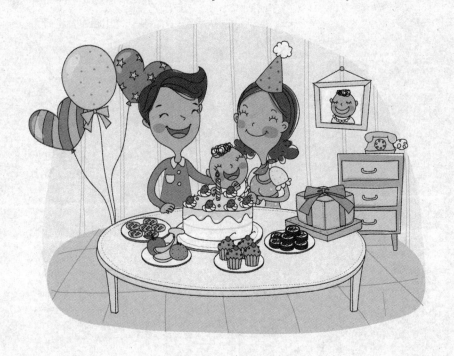

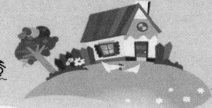

（一）必须了解新生儿的生理特点

1.刚出生的宝宝呼吸和脉搏有何特点？

由于新生儿的呼吸系统发育不健全,呼吸道狭小、胸腔窄、呼吸功能差、胸廓的呼吸运动较浅,所以必须注意保持其呼吸道通畅。

新生儿在出生 10～12 小时,从胸式呼吸转变为腹式呼吸,其呼吸经常不均匀、效率差,常可出现呼吸浅、快、不匀等现象。脉搏也可出现一会儿快、一会儿慢。正常新生儿每分钟呼吸 40～50 次。脉搏每分钟在 120 次左右。新生儿在哭完和吃完奶时,有时会出现呼吸浅、快、不均匀,脉搏数可增加至每分钟 160 次,是成人的两倍。

测量新生儿的呼吸次数须在安静时。正常新生儿每分钟呼吸次数在 30～60 次之间,超过此范围就可能是疾病所致。

2.新生儿的正常体温是多少？

新生儿体温调节中枢发育不完善,体温调节功能不稳定;体表面积相对较大,皮肤较容易散热;皮下脂肪少、血管丰富、肌肉不发达、活动力弱、皮肤汗腺发育不良,故体温易受外界环境的影响而波动。所以,应及时准确地了解新生儿的体温变化,防止出现新生儿体温过低或脱水热。刚出生的小儿体温较高,肛门测量时为 37.5℃～38℃,以后体温逐渐降低,到生后 3～5 小时,体温可降 1.5℃～2℃,在护理正常情况下,一昼夜后体温变为正常,肛温在 37℃左右,腋温比肛温

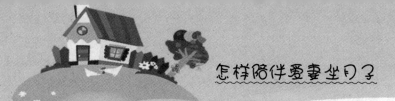

稍低些。

3. 新生儿的皮肤有什么特点？

新生儿的皮肤红润，表面带着一层油脂（又叫胎脂），胎脂可使胎儿易于通过产道，分娩后如胎脂过多时，可用消毒棉花浸植物油擦去一部分，残留的胎脂有保护皮肤的作用。新生儿必须每天都要洗澡。

在新生儿的屁股、腰、后背等处常可以见到蓝绿色的色素斑，称为"儿斑"或"蒙古斑"，这是黄种人的特征，随着年龄的增长而逐渐消退。

4. 新生儿睡眠特点和环境要求是什么？

新生儿神经系统发育尚未成熟，大脑皮质兴奋性低，神经活动过程弱，外界刺激对他来说都过强，因此易疲劳，易进入睡眠状态，所以足够的睡眠是他健康的保证。新生儿除吃奶外，几乎都在睡眠。一般新生儿睡 16～20 小时/日（亦有人认为睡 18～22 小时），这就决定了我们不能多抱新生儿玩。一般除吃奶后拍背时将新生儿竖抱外均采用横抱。新生儿哭闹如不是饿了或尿湿了，往往是要睡觉，切记不可吵闹他，抱起乱晃他。可放在床上，将他两手放在胸腹部，轻轻地哄哄他，很快就可入睡。新生儿正常生活规律分为 6 种意识状态，即深睡、浅睡、瞌睡、安静觉醒、活动觉醒和哭。掌握这一规律，合理安排新生儿的生活，不要养成不良习惯，对新生儿是有益的。

新生儿时睡时醒没什么睡眠规律。当大人累了一天，晚上想好好睡一觉时，多希望他也能好好睡，偏偏他不听你的，经常会夜间哭

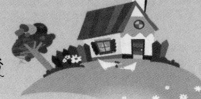

闹。遇到这样的"夜哭郎"千万别起急,可仔细找找原因。①看看室温是否过高,一般应在 22℃左右。②是否穿得太多,盖得过厚,包裹过严,如孩子过热也会影响睡眠,此时只需松开包被,孩子舒适了白会入睡。③如新生儿手脚发凉可能是保暖不足,可用热水袋放在足底包被外帮助保温,农村冬天睡热炕保温也很好。④没吃饱或吃得过多均可引起哭闹。⑤查看尿布是否湿了,孩子不舒适也不好好睡。⑥白天睡得太多,或室内过于嘈杂,睡前过于兴奋,房间内太亮,使他无法入眠而闹觉。⑦孩子一哭就抱,又拍又摇,打乱了他从瞌睡—深睡—浅睡的睡眠周期。其抱着睡的习惯是大人惯出来的,此时只需将新生儿双手放在胸前,用你的手轻轻覆盖其上,轻声哄哄,使他有安全感,很快即可入睡。⑧缺钙的孩子往往有夜惊、多汗、烦躁不安等症状,可咨询医生帮助判断。⑨孩子病了、发热、不吃奶、哭闹不肯睡要及时上医院。

白天当孩子深睡时,室内不必寂静无声,否则他反而容易养成稍有动静就惊醒,造成对声音神经质。

新生儿应该睡在哪儿?国内外说法不一。自古以来,我国沿用婴儿与母亲同床或同炕的习惯;而国外多采用婴儿睡自己的小床,或单有婴儿室让孩子自己睡的习惯。两种方法各有利弊,不必强求一致。同床睡便于照顾和观察婴儿,便于母乳喂养;分床睡可避免因母亲搂着孩子睡得过熟时,由于被子或身体压住孩子面部造成窒息死亡,也可避免躺着喂奶母亲乳房堵住孩子鼻子或溢奶呛入气管造成意外。

我们主张新生儿睡在母亲旁边的小床上,这样既便于照顾新生儿又可减少意外伤害。

从心理学角度说,婴幼儿依恋母亲与他容易产生不安有关。在

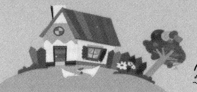

婴儿阶段他一边依存于母亲，一边逐渐建立起自信，慢慢地通过学吃、学走、学说话而渐渐地自立，2岁多就不需陪伴，可独自睡觉了。

新生儿睡着了有时会看到手足在抖动或一惊一乍，这不是抽风，仅仅是因为大脑功能发育尚不完善而存在的一种生理现象。有时会吭吭几声，扭扭身子，这也无非是做梦或睡累了换个姿势而已，家长不必惊慌。

5. 新生儿有什么运动方式？

新生儿出生不久，手、脚都不会自由运动。最初几天，他还是保持出生前的姿势，双臂蜷缩在胸前，双腿向腹部蜷曲。此外，新生儿对外界的刺激有较强的反射运动，这些运动一般与大脑作用无关，完全是身体内外刺激引起的下意识运动，如拥抱反射（遇到响声双手就会做拥抱状）、吸吮反射（靠近嘴边的东西就吸吮一番）、握持反射（碰到手上的东西要抓握一阵）等。这些反射运动随着大脑的逐渐发育健全，当脖子开始挺起的3～4个月就会自行消失。

6. 新生儿的感觉系统有什么特点？

（1）皮肤：新生儿的皮肤感觉非常敏感，食乳和洗澡时的温度，太热或太凉都会用哭泣表示反感。

（2）听觉：新生儿听觉在出生后1周左右就出现，他会因较大的声响而惊跳哭啼。

（3）视觉：新生儿视觉在出生后不久就形成，生后2周左右开始能区别明暗。2周后，其眼球开始随物体转动。

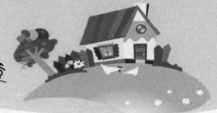

（4）味觉：新生儿的味觉是所有感觉中最发达的，在出生1周左右就能分出甜、苦等不同味道，而且特别喜欢甜味。

（5）嗅觉：新生儿的嗅觉较弱，但遇到强烈刺激的气味，也会引起反应。

（6）触觉：新生儿触觉最敏感的部位是唇及唇的周围，一旦嘴唇接触到东西就会去吸吮。

7. 新生的宝宝会生病吗？

由于新生儿从母体中获得了一些免疫抗体，使新生儿对白喉、麻疹等有免疫力，故不会患麻疹等病，但有些传染病仍可能感染新生儿。6个月后的婴儿，其从母体中获得的免疫抗体会渐渐消失，这时宝宝的抗病能力下降，易生病。

8. 新生儿为什么会有黄疸？

出生2～5天的新生儿会出现生理性黄疸，可见于80%的新生儿，有的全身皮肤显著发黄，有的不太显著。一般在出生后7～10天消退。新生儿黄疸形成的原因是多方面的，但其中两点很重要：一是在胎儿期，氧气比较缺乏，因此血液中有更多的红细胞以补充红细胞含氧不足。出生后，新生儿已能自己供氧，不再需要过量的红细胞，于是过量的红细胞被破坏，产生了过量的胆红素。二是肝功能尚未成熟，不能把全部过量的胆红素变为肝胆红素（又叫结合胆红素），以致较多的胆红素堆积在血液中，随着血液的流动把皮肤和黏膜染成黄色。新生儿黄疸的2～3天最为明显，以后渐渐变淡退色，8～10天

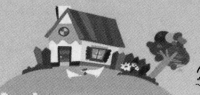

黄疸完全退尽，这是正常的生理现象。如果黄疸较重，皮肤黄染迟迟不退，那就是病态，可能是溶血、感染或是先天性胆道梗阻，应迅速就医治疗。

9. 新生儿为什么会出现生理性体重下降？

正常新生儿出生体重是 2 500～4 000 克，出生后 2～4 天由于哺乳量不足，皮肤和呼吸水分的蒸发及胎粪排出，暂时出现体重下降，一般不超过体重3％～9％的范围，出生4～5天以后逐渐回升，7～10天恢复到出生时体重。

10. 新生儿的"假月经"、"白带"和乳房增大是怎么回事？

有的女婴因受从母体带来的雌激素的影响，在生后几天，阴道上皮及子宫内膜发生增生，但雌激素的影响很快中断，增生的上皮及子宫内膜就发生脱落。所以，初生女婴的阴道中可有白色黏液，像白带一样；少数女婴在生后第一周内还可有血性分泌物，就叫假月经。这些都不需要治疗，几天就会自行消失。

有些新生儿，不论是女孩还是男孩，可见到乳房出现圆锥样增大，有的甚至还分泌乳汁，这并不是病态不必害怕。因为妇女怀孕、临产时体内雌激素、孕激素、泌乳素和催产素较多，这几种激素是促进乳腺发育和乳汁分泌的。胎儿从母体接受了这些激素，便可能出现乳房增大和泌乳现象。经过1～2周，乳房增大和泌乳现象就会自行消失。

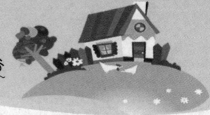

11. 什么是"马牙"？

在出生不久的小宝宝口中，有时会看到牙床上有白色的小球，这种"小球球"很像牙，所以有"马牙"之称。这不是真正的牙齿，而是胚胎发育过程中由一种上皮细胞堆集而成的。它们长到接近黏膜表面时，就会自动脱落，或者在吃奶时，由于摩擦而逐渐掉下，用不着做任何处理。

有些妈妈用针挑"马牙"或用布蘸药水、奶水去擦口腔，这都是很危险的。因为孩子的口腔黏膜柔嫩，唾液分泌又少，容易被损伤；黏膜下的血管又很丰富，细菌很容易从破损的黏膜处侵入血液。不少新生儿的败血症就来源于口腔的炎症。因此，妈妈要十分小心地保护宝宝的口腔黏膜。

12. 新生儿头上为什么起包？

一种情况是胎儿在出生过程中，由于胎儿受妈妈产道的压迫而发生水肿现象。出生后逐渐变小，2～3 天内就消失了，不需要任何治疗。

另一种情况是异常分娩或是用产钳、胎头吸引器等助产时，胎儿头受到损伤。压挤和撞击引起胎儿头部颅骨外骨膜下出血，医学上称为头皮血肿。它发生在头顶的一侧，但不超过正中线。压之像鸭蛋那么大，一定要防止感染，千万不可用针抽血。3～4 个月后，血肿边缘高起，中间凹下，像个碟子。这不是头颅缺损而是血肿机化的结果，不需医治。但头皮血肿产生的同时，颅内的血管也可因损伤而引

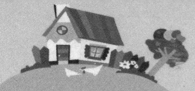

起颅内出血,严重者可导致死亡。因此,头皮血肿往往是颅内出血的一个警钟,它提醒人们应密切观察新生儿,一旦有颅内出血的症状,要及时治疗。

13. 新生儿的眼睛为什么会出现"斜视或眼球震颤"?

新生儿的眼球运动还不能协调,经常见到黑眼珠偏向一侧,或黑眼球上下、左右快速的颤动。前一种情况叫"斜视"也叫"对眼",后一种情况叫眼球震颤。单有这些征象对新生儿来讲不是病态,经 3～4 周就会自行消失的。如在新生儿期以后依然存在,或原来没有而在以后才出现,那就不正常了。同时要注意有无其他畸形存在,特别头颅过小或过大,以及智力或运动发育不正常,那就是全身性的眼部病症了,应带孩子去医院,请医生找找原因。

14. 新生儿为什么会常常呕吐?

新生儿由于胃肠道解剖生理上的特点,本身就容易呕吐。导致婴幼儿呕吐的原因有:①食管运动比较弱,肌层尚未发育完善,食物通过缓慢,容易发生滞留。②贲门(食管进入胃的门户)肌层发育不良,比较松弛,关闭不严,容易被胃内容物冲开而反流至食管。③幽门(胃的出口)肌肉受胃内容物的刺激时容易发生收缩、痉挛,食物难以通过,常逆流向贲门外。④胃呈水平位,食物不能容纳过多。⑤哺乳时,含接乳头不正确,吸进大量空气。

由于以上种种原因易引起婴儿呕吐,且常发生于进食后不久。

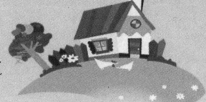

如果在喂完奶后,将婴儿轻轻竖起,趴在大人肩上,并轻拍婴儿背部,气体经打嗝而出,呕吐就可不发生。另外,吃完奶后不要太多地搬动孩子,搬动时动作要轻。

15. 宝宝鼻子上黄色小粒是什么?

在新生儿中,大部分鼻尖上会看到一种很细小的黄色小粒。有这种小粒,表明孩子已经成熟(足月),未成熟(未足月)的婴儿则没有。1个月后自行消失。

16. "胎记"是怎么回事?

肥胖的宝宝,有的脸上,特别是眼皮上,出现浅色或淡红色的斑块,细看还会发现斑内有许多纤细的血管,这就是胎痣,是局部毛细血管扩张的缘故,这与新生儿出生后受外界的刺激和家庭遗传有关系。有些新生儿骶、臀部、背部,常有暗蓝色形状不等的斑,那是真皮内色素积聚的结果,俗称"胎记"、"青记"。这些都是暂时现象,随着年龄的增长会自行消退。

(二)为宝宝提供舒适安全的环境

1. 如何为宝宝准备房间?

婴儿出生后的一段时间里,大部分时间是在睡眠中度过。为此

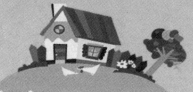

婴儿的房间应该是能使婴儿安然入睡的房间。

最理想的房间是人出入较少,日照好,通风好,而且母亲能够看到宝宝的地方。如果可能的话,应该准备一间婴儿和母亲用的房间,但现在大多数家庭不能满足这种条件。如果达不到上述要求,为了婴儿的健康和安全,可以在条件较好的地方设置一个婴儿角。

值得注意的是,不要让阳光直接照射在婴儿身上,要保持室内空气的清新,经常通风换气,打扫卫生应避免尘土飞扬。

2. 室温多高最适合新生儿?

新生儿不耐寒,保温十分重要。夏季室温以 23℃～25℃ 为宜,冬季以 20℃ 为宜。夏季气温较高,要保持室内通风、凉爽,但不应让强风直接吹着婴儿,使用风扇要距婴儿 2 米以上,在远处向其他方向吹,不可直接对着婴儿吹,即使是最弱的风也不能长时间地使用。使用空调时要注意和外界温差不要超过 4℃～5℃,且应注意通风换气。

3. 接触新生儿应注意什么?

新生儿抵抗力弱,容易受细菌感染,在接触婴儿时一定要洗手,经常注意保持清洁是十分重要的。无关的人不要接近新生儿。此外,尽量不要贴脸、亲吻;家中不要饲养小动物。婴儿的房间里应禁止吸烟。

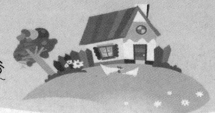

4. 如何防止不安全事故?

不要让物品掉到婴儿的床上,或立着的东西倒下来砸在婴儿的床上;尽量不要在床铺和被褥周围放东西;当房间狭窄时,要注意经常收拾整理好可能掉下来的装饰物等。

(三)掌握护理宝宝的常识

1. 小宝宝的屁股如何护理?

夏季里,宝宝摄取的水分会有所增加,排泄的次数也会有所增加,这样一来就会加重泌尿系统和臀部肌肤的负担,所以不能以为在选用了适合夏季使用的超薄吸水强的纸尿裤就万事大吉了。在宝宝排泄之后,父母仍然要及时更换纸尿裤,尽量做到随尿、随换、随清洁、随滋润。宝宝在不同的成长阶段有不同的需要,父母要有针对性地配合使用合适的优质育婴产品。

"尿布疹"主要是由于尿布的使用不当,多发生在使用尿布的婴儿臀部的一种皮肤病,主要表现为患处出现红疹、丘疹。由于宝宝的皮肤非常娇嫩,加上夏季温湿的环境,微生物易繁殖,一旦发生炎症就非常容易破损并引起感染。所以,新爸爸新妈妈们一定要认真对待,不仅要保证宝宝臀部的清洁和干爽,同时也要为宝宝挑选一款柔软、轻薄、透气的优质纸尿裤,这样才能有效预防"尿布疹"的发生,保证宝宝夏季健康。

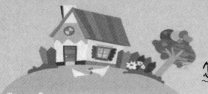
2. 如何给宝宝换尿布？

给宝宝换尿布不只是妈妈的事，当爸爸的一定要学会给宝宝换尿布，尤其在妻子劳累时，当爸爸的应当主动参与。

垫尿布有各种各样的方法，但必须注意在新生儿期间不能导致髋关节脱臼。婴儿双腿和两脚总是伸开自然形成"M"形，如果强拉伸直并固定的话，会引起髋关节脱臼，所以必须在不影响腿的自然姿势的前提下垫尿布。在垫尿布时，要尽可能垫松一些，只垫上胯骨部分即可。如果用尿布垫和衣服等将婴儿的下半身勒得过紧，不仅会妨碍婴儿的腿部活动，也会妨碍婴儿的腹式呼吸。此外，在成长过程中要不断变换尿布的叠法和垫法，出生后 3 个月内尿量较少，用长方形尿布竖着叠两折，垫在胯下就可以了（正方形的尿布竖着叠四折）。尿布罩要选用胯挡间宽大的比基尼型，不会勒紧婴儿腿部为好，避免使用过紧的尿布罩。过了 3 个月后尿量增加，长方形的尿布需用 2 块才能防止漏尿。正方形的尿布也要改变一下折叠方法。

换尿布时的注意事项：换尿布要在做好全部准备以后，快速换上。在寒冷的冬季，要把尿布烤暖，换尿布人的手也要暖和。大便后换尿布时，应先用尿布上的干净部分擦屁股，再用湿的热毛巾或纱布擦干净。必须注意的是，在擦屁股时，给女婴儿擦沾在屁股上的大便时要从前向后擦，这是为了避免大便中的大肠杆菌侵入阴部，引起外阴炎或膀胱炎。给男婴儿擦屁股时，要注意阴囊上是否沾有大便。

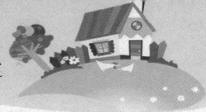

3. 如何清洗消毒尿布？

尿布上不要残留洗涤剂,其会导致皮肤过敏,所以要充分漂洗干净。日光下晾晒尿布,日光照射不仅会很好地干燥,同时也是消毒的方法之一。阴雨天气,尿布很难干燥,可用电熨斗烫干。

4. 如何防治尿布疹？

尿布湿了不换就有可能患尿布疹,勤换尿布是最重要的预防措施。如发现尿布疹,每次换尿布时用热毛巾轻轻地擦一擦,或薄薄地涂上一些痱子粉。此外,暂时解开尿布透透空气,也可晾干,冬天应注意保持室温,防止宝宝着凉。

5. 如何为宝宝挑选合适的纸尿裤？

(1)要选择轻薄透气的纸尿裤:宝宝皮肤非常娇嫩,保护层还没有完全形成,皮肤抵抗力也比成人要弱很多。如果宝宝的皮肤长时间浸泡在汗液或尿液中,被尿素、尿酸侵蚀,就会很容易长热痱和湿疹,加上宝宝的臀部褶皱比较多,更容易夹藏排泄物中的有害物质并引发臀部湿疹。因此,在宝宝排泄之后一定要及时更换纸尿裤,不要造成黏附有宝宝排泄物的纸尿裤长时间附着在宝宝的屁股上。当然,在挑选纸尿裤的时候,不能够只注重厚度和吸水强度,而要针对宝宝皮肤和夏季气候的特点,为宝宝选择轻薄柔软的棉布尿布或是有透气设计的优质纸尿布,不要使用厚重的尿布。

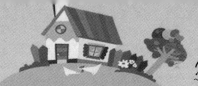

（2）要选择有滋润保护层的纸尿裤：纸尿裤内侧有一层非常薄的无纺布用以隔离宝宝的皮肤和吸收的尿液。妈妈最关心的就是这层薄膜状的无纺布是否能够很好地阻隔尿液对宝宝小屁股的刺激，但是还有一点值得注意的是，优质的纸尿裤一般都会在这层无纺布中添加天然的护肤成分，形成一层含有润肤成分的柔软的保护层。不仅触感光滑、柔软舒适，而且在有效隔离吸收的尿液对皮肤刺激的同时，还可以有效滋润保护宝宝娇嫩的皮肤。

（3）一定要使用正规企业生产的质量可靠的纸尿裤：要到正规的商场及超市等信誉好的零售场所去选购，要选择那些知名企业的产品。

6. 宝宝不穿纸尿裤可以吗？

宝宝不穿纸尿裤更易感染细菌。传统育婴观念主张夏天不能给宝宝穿纸尿裤。但是，这个观念却忽略了一个很重要的问题——由于宝宝天生好动，在下体没有很好保护的情况下，可能会尿湿裤子或被褥，在空调环境下更容易着凉，同时引发各种疾病，还有些年轻的父母不懂得科学的育婴方法，为图便宜而没有选用优质的纸尿裤，结果使宝宝出现尿布疹。专家指出，在炎热的夏天一定要为宝宝选择透气的优质纸尿裤，为宝宝的小屁股营造一个干爽的健康环境。当然，如果能选用含有护肤成分的纸尿裤，会使宝宝的臀部得到更全面的保护。

另外一种选择是棉尿布，棉尿布要求柔软、吸水性好，最好是浅色的，长0.5米、宽0.25米，可根据宝宝的大小和需要折成多种形状，但要注意勤更换。

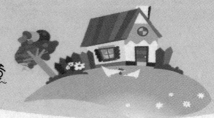

7. 宝宝脐带如何护理？

宝宝断脐后,脐部留下残段需要 1 周左右的时间才能脱落,脱落以前会随着时间的推移而发生变化。

初生时:断脐后的消毒与包扎。

生后第 1 天:解开包扎敷料,观察脐残端有无渗血及分泌物等情况;用 75% 酒精擦拭清理脐部。

生后第 2 天及以后:每日洗浴后,观察有无渗血及分泌物等情况;用 75% 酒精清理脐部。

生后第 7 天:脱脐后的处理,即仍用 75% 酒精擦拭并盖消毒敷料,保持干燥。

生后第 8 天:脐带残端脱落,脐部干燥无须处理。因脱脐时间不是完全统一,每个宝宝的脐部护理时限不同;脱脐期间可能会有些分泌物,是正常现象,有时伴有少量陈旧性血色,是脐带血管内残留血液溢出所致。如分泌物有异味,脐周发红或有鲜血渗出,需找医生处理;脱脐后脐部仍潮湿数日不干,有渗液,可能脐残端有肉芽形成,需找医生处理。

8. 小宝宝娇嫩的皮肤如何护理？

新生儿的皮肤护理有两个重点:一是经常给宝宝洗澡,以减少引起感染的机会。二是勤换尿布、尿裤,排便后及时清洗臀部,保持臀部清洁干燥。

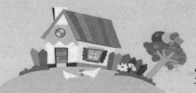

9. 怎样给宝宝洗澡?

为了保持宝宝清洁的皮肤,避免感染,促进舒适,每天都应该给宝宝洗澡。具体操作步骤如下:

物品准备:新生儿沐浴盆、衣服、尿布、大小毛巾、无刺激性婴儿浴液(皂)、消毒棉签、75%酒精、20%鞣酸油膏或护臀霜、消毒植物油、婴儿爽身粉。

(1)操作步骤

①检查室温在26℃~28℃,水温39℃~41℃,或以手腕内侧试温,感觉较暖即可。有条件可选用流动水浴盆(图11)。

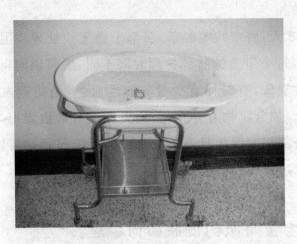

图11 流动水浴盆

②系上围裙,洗净双手,解开包被(图12)。

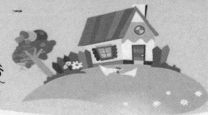

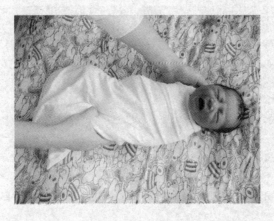

图 12　打开包被

③脱衣服解尿布，以右前臂托住新生儿背部，左手托住其头部，将婴儿下肢夹在右腋下，移至沐浴盆，先洗净脸部，将头部枕在护士右手腕上，用拇指和中指捏住新生儿双耳（防止水流入耳孔），然后再洗头、颈、上肢、躯干、下肢，最后洗腹股沟、臀部及外生殖器，注意洗净皮肤皱褶处，翻身后再洗净背部（图 13、图 14、图 15、图 16）。

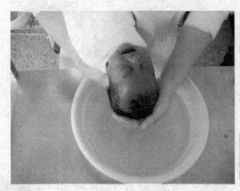

图 13　洗头姿势

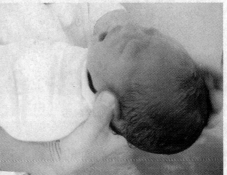

图 14　捏住双耳

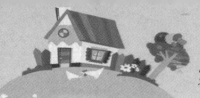

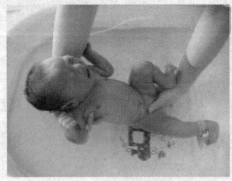
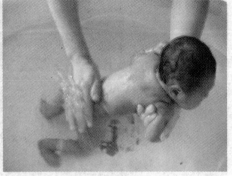

图 15　洗四肢　　　　　　　　图 16　洗背部

④将新生儿抱至处置台上,用大毛巾轻轻吸干全身,脐带用 75%
酒精棉签擦拭(图 17),在颈下、腋下、腹股沟处撒爽身粉(图 18),臀部
擦 20%鞣酸软膏,穿上衣服、兜尿布,裹好包被放回小床。

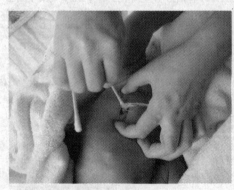
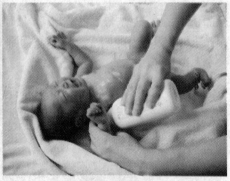

图 17　处理脐带　　　　　　　图 18　撒爽身粉

(2)给宝宝洗澡时的注意事项

①洗澡时应注意观察小儿全身情况,注意皮肤是否红润、干燥、
有无发绀、斑点、皮疹、脓疱及黄疸,脐部有无红肿、分泌物及渗血,发
现异常情况及时处理并报告医师。

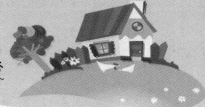

②沐浴时间应在小儿吃奶后 1 小时。

③沐浴露放水中,不要直接倒在婴儿皮肤上。

④保持室温、水温恒定,沐浴环境必须舒适、无风、无尘。

⑤动作轻柔,注意保暖,避免受凉及损伤。

⑥沐浴时勿使水进入小儿耳、鼻、口、眼。

10. 如何给宝宝测量体温?

测试前准备清洁的体温计,检查水银柱是否在 35℃ 以下。

(1)体温测量有两种方法

①腋下测量法。解开衣服,轻轻擦干腋窝,将体温计汞端放于新生儿腋窝深处紧贴皮肤,帮助夹紧体温计,10 分钟后取出,读数。

②直肠测温法。新生儿仰卧位,取下尿布,一手握紧其双足踝部并提起,固定患儿双足;将肛表汞端涂上液状石蜡或 20% 肥皂液,轻轻插入肛门 2～3 厘米,固定肛表,用手掌和手指轻轻地将双臀捏住,防止体温计由肛门脱出。3 分钟后取出体温计,用消毒液浸泡的纱布擦净。擦干净肛门,为新生儿包好尿布穿好衣服。

(2)测体温注意事项

①测体温时动作轻柔,防止损伤皮肤黏膜。

②腋下测量时要擦干腋窝,帮助新生儿夹紧上肢,以保证测量温度的准确性。

③肛温测量时要润滑体温计汞端,女性婴儿的肛门与阴道口的距离接近,要防止将体温计误插入阴道。

④选择适宜的测温时间,在哭闹、洗澡、进食后 20 分钟方可测温。

⑤测温过程中要注意保暖。

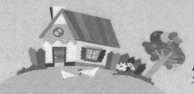

⑥体温高于37.5℃或低于36.0℃，每4小时测量一次。体温过低，应给予保暖。体温过高应检查是否衣着过多、盖被太厚、室温过高，注意室温。

11.什么是新生儿抚触？

抚触是指经过科学指导的、有技巧的对婴儿抚摸和按触，通过抚触者的双手对被抚触者的各部位皮肤进行有次序的、有手法技巧的抚摩。

抚触时需要用抚触油，是一种纯净温和、极易被皮肤吸收、能减少抚触时的摩擦，并对肌肤产生滋润作用且含天然成分的矿物油。

12.新生儿、婴儿抚触的作用有哪些？

(1)促进母婴情感交流：新生儿抚触是肌肤的接触，促进母婴情感交流，提高纯母乳喂养率。婴儿抚触不仅能促进宝宝的健康成长，更能增加家人与宝宝的亲情交流。

(2)促进新生儿神经系统的发育：增加小儿应激能力和情商。促进睡眠。

(3)能加快新生儿免疫系统的完善：提高免疫力。促进婴儿生长发育。

(4)增加食量：抚触可以促进食物吸收、激素分泌(促胃液素、胰岛素)，使奶量摄入增加。

(5)促进体重增加：接受抚触的婴儿体重增加是没有接受抚触婴儿的1.47倍，并且抚触后的婴儿觉醒、睡眠节律更好，反应也更灵敏。

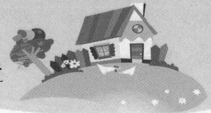

13. 如何给宝宝做抚触?

操作者洗净双手,润滑双手,室内播放轻音乐,保持室温不低于26℃。

(1)顺序:由头部→胸部→腹部→上肢→下肢→背部→臀部,要求动作要到位,抚触用力要适当,太轻柔的触摸会使新生儿发痒,引起其反感和不适。整套动作要连贯熟练。

(2)动作要求:每个部位的动作重复4~6次。

①头面部抚触

● 两拇指指腹从眉间向两侧推。

● 两拇指从下颌部中央向两侧以上滑行,让上下唇形成微笑状。

● 一手托头,用另一手的指腹从前额发际抚向脑后,最后示、中指分别在耳后乳突部轻压一下;换手,同法抚触另半部。

②胸部抚触。两手分别从胸部的外下方(两侧肋下缘)向对侧上方交叉推进,至两侧肩部,在胸部画一个大的交叉,避开新生儿的乳腺。

③腹部抚触。示、中指依次从新生儿的右下腹至上腹向左下腹移动,呈顺时针方向画半圆,避开新生儿的脐部和膀胱。

④四肢抚触

● 两手交替抓住婴儿的一侧上肢从上臂至手腕轻轻滑行。

● 然后在滑行的过程中从近端向远端分段挤捏。

● 对侧及双下肢做法相同。

⑤背部抚触。用脊柱为中分线,双手与脊柱成直角,往相反方向重复移动双手,从背部上端开始移向臀部,最后由头顶沿脊柱触摸至

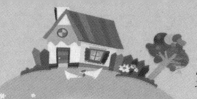

骶部。

14. 抚触过程中的注意事项有哪些?

(1)根据宝宝的状态决定抚触时间:新生儿出生 24 小时后可开始皮肤抚触。抚触时间一般为 10~15 分钟,饥饿时或进食后 1 小时内不宜进行婴儿抚触。每天抚触 1~2 次为佳,建议最好在沐浴后或两次哺乳间进行。室温应在 28℃以上,并注意保温,避免受凉。

(2)抚触者应洗净双手再把润肤露倒在手中:揉搓双手温暖后,再进行抚触。抚触动作一定要轻。

(3)注意新生儿的反应:新生儿抚触进行到任何阶段,如出现哭闹、肌张力提高,神经质活动、兴奋性增加,肤色出现变化等,应暂缓抚触,如持续 1 分钟以上应完全停止抚触。

(4)边抚触边进行语言交流:抚触全身使小儿皮肤微红,抚触者和小儿需进行语言和情感交流。也可播放一些柔和的轻音乐,使新生儿保持愉快的心情。

(5)先向护士学习抚触方法:住院期间,护士教会母亲抚触,便于母亲回家后继续进行。

15. 什么是婴儿游泳?

"婴儿游泳"是 12 个月内婴儿在专用安全措施保护下,由经过专门培训的人员操作和看护婴儿游泳的一项特定的、阶段性的、人类水中早期保健活动。在婴儿出生后当天即可游泳,当然要用上肚脐贴,必须由专业人员操作。其分为有次序、有部位、有技巧的婴儿被动游

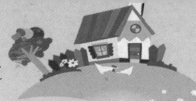

泳操和婴儿自主游泳两部分。

　　婴儿游泳与抚触同为婴儿早期的保健活动。自主游泳（着重于以水为介质的皮肤接触及大动作、大关节的自主活动）和被动游泳操活动两者互为补充，可以温柔而自然地刺激婴儿的视觉、温觉、嗅觉、触觉，尤其是平衡觉的刺激与适应，对婴儿特定部位皮肤、肢体、关节、骨骼进行主动和被动的活动与刺激，能间接地作用到脏器及各神经系统，促进生长和发育。

16. 为什么要早期进行"婴儿游泳"？

　　"婴儿游泳"，可以促进新生儿生长发育，促进食物消化吸收，减弱应激反应，提高抗病能力，有利于患病儿童康复，强化小儿正常睡眠节律的建立，减少不良睡眠习惯的形成，减少哭闹，增强亲子情感交流。"婴儿游泳"不仅是皮肤与水的接触，而且是视觉、听觉、触觉、动觉、平衡觉的综合信息传递。婴儿游泳利于早期的智力发育，即对外界尽快做出应答十分有利，如爬行早、反应快等，尤其是情商的发育和提高。

17. "婴儿游泳"有什么功效？

　　"婴儿游泳"作为对婴儿的一项综合的不添加额外药物或治疗措施的保健项目，使婴儿得到最自然的活动，促进消化、呼吸、循环、骨骼等系统发育，尤其是中枢系统脑神经细胞的快速生长和发育。从直接和最实际的方面来说，游泳给新生儿提供了更健康、更安全的成长条件，也给新生儿的父母带来了放心、方便和实惠。

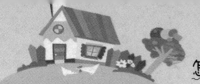
科学研究证实，"游泳"使新生儿胎便排出时间、胎便转黄时间均显著提前，生理性体重减轻恢复时间明显缩短，新生儿游泳后的行为改变，吃奶香，睡得沉，清醒时反应好，不发生皮疹、湿疹，对促进婴儿生长发育有益。胎便排出时间和变黄时间与新生儿黄疸的程度和持续时间有关。新生儿肠腔内胎便中含有胆红素 80～100 毫克，相当于新生儿每日胆红素产生量 5～10 倍，胎便聚集在肠腔内不能及时排出，由于肝肠循环增加，使胆红素重吸收相应地增加，从而增高新生儿血液中胆红素的浓度，发生黄疸或黄疸程度加重。所以，促进胎便的排出有助于减少肝肠循环，减轻胆红素的重吸收，在降低新生儿黄疸中起着重要的作用。

18. 婴儿游泳有哪些要求和准备工作？

(1)婴儿游泳期间必须专人看护。

(2)婴儿游泳圈使用前进行安全检查(如型号、保险按扣、漏气否)，泳圈是双层双气道充气的双保险用品(图 19)。

(3)婴儿套好游泳圈后，检查下颌部是否垫托在预设位置，要逐渐且缓慢入水(图 20)。

(4)婴儿游泳完毕要迅速擦干水迹，保温。

(5)游泳完毕，用 75% 的酒精消毒婴儿脐部 2 次。

(6)选择高质量的新生儿游泳圈和游泳桶(图 21)，保证安全。

(7)水质用洁净水。

(8)新生儿、婴幼儿游泳自行解决游泳场地情况下，其泳池(或较大的浴盆)水深大于 60 厘米，必须以新生儿足不触及池底为标准(图 21)。新生儿与看护者的距离必须在监护人的一臂之内。

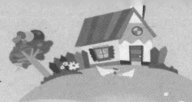

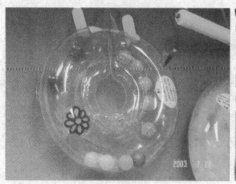

图 19 婴儿游泳圈

图 20 婴儿游泳圈的正确位置

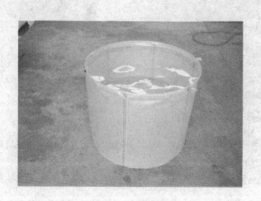

图 21 游泳桶

(9)室温达 28℃,水温达 38℃。

(10)检查游泳圈有无破损,双气道充气达 90% 左右。

(11)家庭操作的浴池,可用较大的塑料桶或特制的新生儿多功能游泳池,必须专人看护。备好毛巾、尿片、替换的衣物、润肤液。操作者剪好指甲,修好甲缘以防划伤婴儿皮肤。播放柔和的音乐,最好一种音乐相对固定播放一段时间。

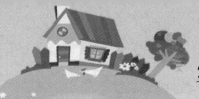

19. 如何做婴儿游泳操？

经过医院培训后可以进行以下的操作。游泳操的操作过程中，通过操作者双手对婴儿的各部位及皮肤进行有次序、有部位、有力度、有方向、有手法、有爱心、有技巧的游泳操和抚触操作（图22）；每个动作做4个8拍。

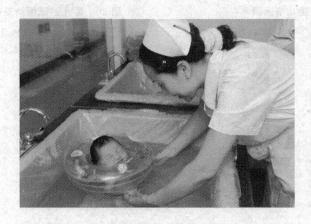

图22　婴儿游泳操示意图

（1）肩关节：操作者双手握住新生儿的上臂，按节拍前后摆动其上臂，小角度地做旋转和外展、内收运动。运动时的角度约30度，注意不要牵拉。

（2）肘关节：操作者双手握着新生儿的前臂，按节拍使肘关节屈、伸，角度大于90度。

（3）腕关节：操作者双手握住新生儿的腕关节，拇指放在婴幼儿手掌根部（大小鱼际肌处），示指及中指放在手背腕关节处，使其腕关节有节拍地屈、伸，范围50～60度，之后操作者双手拇指与其他四指

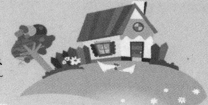

前后捏住上臂、前臂，上下左右进行轻柔按摩。操作者双手拇指放于肘关节窝中部，其余四指包绕肘关节，进行轻柔按摩。

（4）髋关节：操作者双手握着婴儿股部，按节拍上下摆动股部约40度，之后做外展、内收运动约40度。

（5）膝关节：操作者双手握着婴儿股部，有节地的使膝关节屈、伸，范围70～90度。

（6）踝关节：操作者示指及中指放在婴幼儿足跟部前后，拇指放在对侧，使其踝关节有节拍地屈、伸约40度，之后操作者双手拇指与其他四指前后捏住股及小腿，上下左右进行轻柔按摩。

（7）放松运动：操作者双手在水里摆动，让水产生波浪，婴儿自由活动。

（8）自主活动：较大的婴儿可在水中自主（自由）活动，如活动范围小、力度不够的情况下可配合做游泳操。

20. 如何观察宝宝的大小便？

宝宝的大小便是判断其是否健康的一个重要标志。

正常情况下，新生儿出生后24小时内排出的棕褐色或者墨绿色黏稠的大便，医学上称为"胎便"。胎便中含有胎儿时期的肠黏液腺分泌物、脱落的上皮细胞、毳毛、皮脂、胆色素等，这种肠腔中的混合液并非是肠道出血，父母完全不必担心。胎粪颜色墨绿黏稠没有臭味，随后2～3天排棕褐色的过渡便，以后就转为正常大便了。由于喂养条件不同，正常大便也有差异。母乳喂养儿的大便呈黄色或金黄色，软膏样，味酸不臭；牛奶喂养儿的大便色淡黄，均匀较硬，有臭味。一般母乳喂养的新生儿比牛奶喂养的新生儿大便次数要多，每天4～

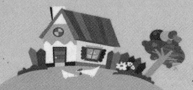

6次,甚至达7~8次之多。如果母亲乳头有裂伤出血,新生儿大便可能像柏油一样,这都属于正常大便。母亲乳头正常而新生儿大便是柏油便,就不是正常大便了。新生儿大便带鲜血,要看有没有尿布疹、假月经、外伤、肛门裂。如果大便稀水样、蛋花汤样、绿色有酸味,可能因喂养不当、饥饿所致。大便灰白可能有胆管闭锁,要及时看医。

21. 新生儿每天大小便几次为正常?

(1)大便:母乳喂养的婴儿大便是金黄色的软便,稠度均匀,形如软性黄油,偶或稀薄而微带绿色,有酸味,但不臭,每日排便平均1~4次;如果平日经常有4~5次大便,甚或7~8次,但一般情况良好,体重增加,也是正常的。

人工喂养的婴儿大便是淡黄色,较干,量多,微有腐败臭味,有时还混有奶瓣;如果每日排便仅1~2次,则有便秘的倾向。

婴儿的大便次数不是固不变的,只要大便软,是有规律的,就算每天5~6次,或是每天2~3次软便,都是正常的。这是因为孩子的个体体质不同所致,但前提是孩子吃得好、睡得好、玩得活泼,体重能正常增加。

出现便秘的孩子可能是进食量不足,有可能是消化吸收的功能强,也有可能是因为肠蠕动缓慢,但无论是哪种情况,如果孩子原来每天都解大便,现在突然2天都不排大便了,那肯定是不正常的,已经属于便秘。

如果是进食量不足,孩子经常在吸空乳房后还会哭闹,或吸吮的时间较长而不肯放开,如果再喂些奶粉就停止哭闹的话,那就可以肯

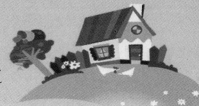

定是进食量不足了。而进食量不足常见于母乳喂养儿。

(2)小便:新生儿可在分娩中或出生后立即排小便,尿液色黄清亮,开始量较少,1周后排尿次数增多,每日可达20余次。如果新生儿出生后24小时尚无小便排出时,应该请医生检查是否患有先天性泌尿道畸形。有人认为,新生儿无尿是与尿中有较多尿酸盐结晶将肾小管堵塞有关。有时有微量蛋白及尿酸盐结晶可排红色尿,多喂水即可纠正。如果多喂水后仍不排尿,就应请医生诊治。

22.什么是婴儿湿疹? 如何预防?

(1)婴儿湿疹病因和临床表现:婴儿湿疹是婴儿时期常见的一种皮肤病,属于变态反应性(或称为过敏性)疾病,至于确切的病因有时很难找到。通常把婴儿湿疹称为"奶癣",但用治疗"癣"的药物来治疗婴儿湿疹则病情会加重。婴儿湿疹最早见于2～3个月的婴儿,大多发生在面颊、额部、眉间和头部,严重时躯干、四肢也有。初期为红斑,以后为小点状丘疹、疱疹,很痒,疱疹破损,渗出液流出,干后形成痂皮。皮损常常对称性分布。湿疹有时为干燥型,即在小丘疹上有少量灰白色糠皮样脱屑;也可为脂溢型,在小斑丘疹上渗出淡黄色脂性液体,以后结成痂皮,以头顶及眉际、鼻旁、耳后多见,但痒感不太明显。

(2)婴儿湿疹的预防措施

①平时小儿内衣应穿松软宽大的棉织品或细软布料,不要穿化纤织物。内、外衣均忌羊毛织物,以及绒线衣衫。最好穿棉织的夹袄、棉袄、绒布衫等。

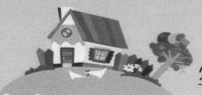

②要密切注意患儿的消化状态，是否对牛奶、鸡蛋、鱼、虾等食物过敏。母乳喂养的，母亲应避免进食容易引起过敏的食物。

③患儿要避免碱性肥皂、化妆品或者香水等物的刺激。发病期间不要接种卡介苗或其他预防接种。要避免与单纯疱疹（俗称"热疮"）的患者接触，以免发生疱疹性湿疹。

23. 如何处理婴儿湿疹？

得了婴儿湿疹以后，应采取以下几项治疗措施：

（1）注意食物过敏：先要观察有没有食物过敏，特别是牛奶、母乳或鸡蛋白等动物蛋白的过敏；其次，母亲吃鱼、虾、蟹、鸡等，也可通过母乳传给婴儿，在吃这些动物性食品后，应观察婴儿的皮肤病是否加重，如果与上述情况有关，在喂奶期间母亲不吃鱼、虾、蟹等食物。与此同时要及时治疗婴儿的消化不良，大便秘结和腹泻等。

（2）及时就医：皮肤病变严重时，一定要到医院检查，根据医生的意见采取相应的治疗方法。

（3）护理宝宝时要注意以下几点：①避免有刺激性的物质接触皮肤，不要用碱性肥皂洗患处，也不要用过烫的水洗患处，不要涂化妆品或任何油脂。②室温不宜过高，否则会使湿疹痒感加重。③衣服要穿得宽松些，以全棉织品为好。④母乳喂养可以防止由牛奶喂养而引起异性蛋白过敏所致的湿疹。

24. 新生宝宝睡觉要垫枕头吗？

人们习惯认为，睡觉必须要有枕头，才能睡得舒坦、香甜。许多

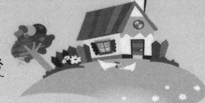

初为人母（父）者都给宝宝垫一个小小的枕头，其实这种做法往往对孩子的脑部发育是不利的。新生的婴儿脊柱平直，平躺时，背和后脑勺在同一平面上，颈、背部肌肉自然松弛、舒适，而且新生儿头大且几乎同肩宽，平睡、侧睡都很自然。如果头部用枕头垫高了，反而容易造成新生儿脖颈变弯曲，有时还会引起呼吸困难，以致影响新生儿的正常生长发育。所以，新生儿是不需要枕头的。如果怕宝宝吐奶，刚喂完宝宝后让其侧卧位就可以了。

25. 如何为宝宝选择合适的衣服？

宝宝的衣服，尤其是内衣，要选购全棉等天然面料，不要因为耐脏和好洗涤而购买纯化纤面料的衣物。衣服最好不用金属纽扣，用布条代替纽扣。衣服要宽松。

26. 如何为宝宝更换衣服？

为宝宝换衣服的方法：垫一条浴巾在宝宝身体下面，把干净的套好的衣裤展开平放在一起，然后把袖子弄成圆形，通过袖口抓住宝宝的拳头，把他的手臂带过来，再拉直衣袖。把宝宝的腿引进连衣裤的裤腿、拉直，最后系好带子，整理外形。如果宝宝穿的内衣是套衫，那么在穿衣服时要把套衫收拢成一个圈，用两拇指在衣服的领圈处撑一下，再套过宝宝的头，然后把袖口弄宽，轻轻地把宝宝的手臂牵引出来，最后把套衫往下拉平。

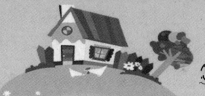

27. 如何抱宝宝？

　　从新生儿时期开始，向婴儿传递父母之爱是必不可少的，哄孩子，和孩子说话，眼睛温柔地注视着孩子，这些刺激可促进大脑发育，对情绪方面的发育也有好处。年轻的爸爸妈妈都要学会抱孩子。抱宝宝有三种方法：①摇篮式。是把婴儿头部放在臂弯里，用前臂及手腕托住头部，手放在腰部或臀部，也可用另一只手托住臀部，这是常用的抱宝宝的方法。②足球式。是把孩子像夹一只足球一样夹在一边的臂弯里，适用于为孩子洗澡时及其他休闲时光。③直立式。直立地抱起宝宝，操作者与宝宝面对面接触，将宝宝身体的重心倚在操作者身上，适用于喂奶后，并轻拍宝宝后背（图23）。无论哪种方法都是用手和上肢牢固地支撑着婴儿的头部，使头部和身体之间没有角度。

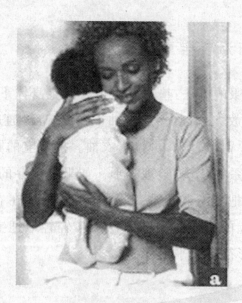

图 23　直立式抱婴儿

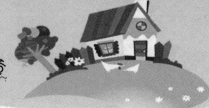

28. 新生儿体重增加速度怎样是正常的？

首先，新生儿在出生后的最初 3～4 天内，会因为排出体内多余的液体和胎便而丢掉一些体重，是出生体重的 5％～8％，但 7～10 天会恢复回来。因此，计算宝宝体重的增加，要从他体重最轻时开始计算。新生儿从出生到 3～4 个月，体重增加最迅猛，每周为 113～227克，到了 5～6 个月时，就达到出生体重的 2 倍。从 4 个月开始，体重增加缓慢下来。4～6 个月时，母乳喂养的宝宝体重每周增加 85～142克；6～12 个月为每周 42～85 克。满 1 周岁，母乳喂养宝宝的体重一般为出生体重的 2.5 倍，身长增长 50％，头围增长 33％。但是，有个别宝宝的确存在体重增加过于缓慢的问题。

29. 婴儿体重增加缓慢的原因是什么？

国际母乳会的专家认为，体重增加缓慢的最常见起因是母乳喂养方法不得当，宝宝的奶吃得不够多。其中比较常见的现象有以下几种：

（1）喂养次数不够频繁：有些妈妈被告知每 3～4 个小时喂一次奶就够了；还有一些妈妈误以为宝宝应该按时喂奶，人为地制订宝宝的吃奶时间；而有极少数宝宝则天生比较安静嗜睡，不是很积极地吃奶。新生儿应该平均每 24 小时喂奶 10～12 次。有些宝宝不用吃这么频繁，有些宝宝却需要更频繁的哺乳才能够成长。如果宝宝每天吃奶次数在 10 次以下而体重又增加缓慢，妈妈应该采取措施，增加喂奶次数，以增加宝宝对养分的摄取，也同时增进乳汁分泌量。因此按

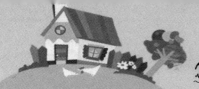

需哺乳对宝宝的生长有利。

(2)热能摄取不足:有些妈妈的乳汁虽然十分充足,但是由于宝宝吸吮的时间不够长,没有得到高脂肪、高热能的"后奶",即使小便数量正常,发育也良好,仍然会体重增加缓慢。有些时候是因为妈妈误以为应该人为地限制宝宝对于每一边乳房的吸吮时间;有些时候则是因为宝宝吃着吃着奶就睡着了。对于前一种情况,妈妈应该尽量让宝宝长时间吸吮,让宝宝决定什么时候吃够了,吃空一边再换到另一边。对于后一种情况,妈妈可以采取一些措施,唤醒宝宝继续吃奶。例如,先让宝宝尽情吸吮,在瞌睡来临时换到另一边喂;还可以在宝宝将要睡着时换尿片,以便唤醒孩子。有些宝宝只需要一边乳房的奶就吃饱了,有些则需要两边乳房的奶才能够满足成长的需要。

(3)哺乳姿势不正确导致宝宝吸吮效率不高:每次喂奶时,宝宝一开始的吸吮刺激妈妈的乳汁"下来"。妈妈乳汁"下来"之后,宝宝的每一次吸吮都应该伴随着吞咽。最初的饥饿感被满足后,宝宝的吸吮会缓慢下来。如果妈妈听不到宝宝的吞咽声,可能宝宝没有正确地衔住奶头,也可能没有进行有效吸吮。这时最好断开,重新让宝宝衔叼。

(4)其他添加物干扰了宝宝对母乳的吸收:母乳喂养的宝宝不需要喝水或果汁。母乳中含有宝宝成长中所需要的液体和全部营养。错误地添加水或者果汁,只会稀释母乳的热能,导致体重增加缓慢。添加奶粉,也会减少宝宝对母乳的吸吮,引起母乳分泌量下降。又因为奶粉不容易消化,导致宝宝减少奶量及哺乳的频繁度。过早添加低热能辅食也会降低宝宝摄取的营养质量。

(5)其他因素:烦躁不安的宝宝、早产儿等,容易产生哺乳无力,甚至拒绝哺乳;分娩过程顺利与否、是否剖宫产等,有时会影响最初

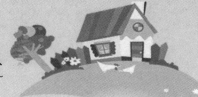

的哺乳；宝宝的健康状况，是否黄疸、低血糖，是否需要补充维生素；母亲的健康状况和心理状态，是否生病、吃药、怀孕、使用口服避孕药，有否激素水平异常的病史，是否规律性吸烟、饮酒，是否为了恢复体形而节食，乳房是否动过手术，是不是心情紧张焦虑（即使有充足的乳汁，紧张的情绪会阻碍乳汁的泌出）等，都会影响哺乳。另外需要观察的是宝宝的大小便情况。新生儿在头6周之内，每天应该至少尿湿6～8片尿布，有2～5次甚至更多的大便。2个月以后的婴儿大小便频率会减少，但是量仍然保持。如果宝宝的排便量明显稀少，并且出现皮肤干燥松弛、头发枯干、无精打采、囟门下陷等脱水和生病症状，则需要和医生联系。解决体重增加缓慢，不仅需要在哺乳方面做出努力，还需要母亲经常地与宝宝有亲密的皮肤接触。美国的育儿专家推荐用婴儿抱带将宝宝每天数小时，甚至整天挂在妈妈身上，搂在妈妈怀里，一方面增进宝宝的哺乳频率，一方面协助宝宝的成长。实践证明，这个方法对于宝宝的体重增加有着神奇的效果。以下两点可以帮助我们判断宝宝是否属于体重增加缓慢：宝宝在7～10天之内没有恢复到出生时的体重，或者宝宝在最初4个月内体重增加每月不足450克。在排除了疾病因素的前提下，我们要仔细观察一下宝宝的吃奶模式，以及其他生活习性，从中判断到底是什么原因导致体重增加缓慢。

30.为什么要给宝宝进行计划免疫接种？

新生儿出生后免疫系统的功能还不完善，而且由于缺少与外界病原菌接触的机会，因而很容易患感染性疾病。医生会按时给予预防接种，而家长则应该把预防接种疫苗的种类及时间记录下来。

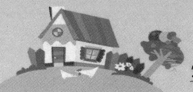

(1)预防接种的注意事项

①按时完成所有的预防接种,因患病等原因不能按时接种时,应及时补种。

②早产儿、低体重儿、严重畸形儿、病理性黄疸等应暂缓接种。

③接种前一定要洗澡,使身体清洁,预防感染。

④出门前要量一下体温,确保身体没有异常。

⑤带母子健康手册或接种记录册。

⑥接种当天不洗澡。

⑦不要触摸注射部位。

⑧要仔细观察疫苗接种后婴儿的情况,如有无发热,精神好坏,有无腹泻等。

(2)接种反应

①发热。接种后一般会出现体温升高,但不超过38.5℃,2～3日后恢复正常。发热多出现在预防接种的当天。接种卡介苗和麻疹疫苗后,可在接种后5～7日才出现发热。

②局部反应。接种24小时后,多在注射部位出现红肿的硬结,直径小于5厘米,局部皮肤的温度增高,触之有疼痛,可在2～3日后逐渐消退。

31.计划免疫的内容和时间表如何?

(1)出生时:乙肝疫苗第1剂;卡介苗1剂。

(2)出生1个月:乙肝疫苗第2剂。

(3)出生2个月:脊髓灰质炎疫苗第1剂。

(4)出生3个月:脊髓灰质炎疫苗第2剂、百白破疫苗第1剂。

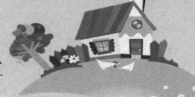

（5）出生 4 个月：脊髓灰质炎疫苗第 3 剂、百白破疫苗第 2 剂。

（6）出生 5 个月：百白破疫苗第 3 剂。

（7）出生 6 个月：乙肝疫苗第 3 剂。

（8）出生 8 个月：麻疹疫苗第 1 剂。

（9）出生 18～24 个月：百白破疫苗第 4 剂（加强免疫）、麻疹疫苗第 2 剂（复种）。

（10）4 岁：脊髓灰质炎疫苗第 4 剂（加强免疫）。

（11）6 岁：百白破疫苗 1 剂（加强免疫）。

如果错过了接种时间，只要根据宝宝的年龄，从中断接种时起，进行补种漏种的疫苗就可以了。

32. 新生儿为什么要接种卡介苗？

接种卡介苗的目的是预防结核病。健康小儿出生后立即接种，2～3 周后在接种处出现局部红肿、硬结，直径约 10 毫米，有的形成小脓疱，可自行吸收或穿破成溃疡，一般只要注意保持局部清洁就可以了，也可涂用紫药水等。8～12 周结痂脱落后局部有凹形瘢痕。全过程 2～3 个月，少数婴儿接种后可产生腋下淋巴结肿大，如超过 1 厘米以上建议去结核病防治所就诊处理。

33. 新生儿为什么要接种乙肝疫苗？

接种乙肝疫苗的目的是预防乙型肝炎。接种后一般反应轻微，少数会有不超过 38℃ 的低热，伴有恶心及全身不适。约 10% 的接种者在注射部位有局部发红、肿胀和硬结。接种乙肝疫苗虽然反应轻

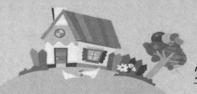

微,但必须接种 3 次才可保证有效。出生后立即接种第一针,出生 1 个月接种第二针,出生后 6 个月接种第三针。

34. 为什么要吃脊髓灰质炎糖丸?

接种脊髓灰质炎疫苗的目的是预防脊髓灰质炎,现制成糖丸疫苗采用口服方式。服用后会有发热、恶心、呕吐、皮疹等轻微反应,个别的发生腹泻,呈黄色稀便,持续 2～3 天,不需处理可自行消退。但如果小儿喂养不当,没有注意多饮水及奶量过多,易产生消化不良,使食欲减退并持续一段较长的时间。

35. 为什么要接种百白破混合制剂?

百白破是百日咳、白喉和破伤风疫苗的简称,用于预防百日咳、白喉和破伤风,是一种混合制剂。注射数小时后体温上升,在经 12～16 小时高峰值可达 38℃左右,一般 48 小时后体温恢复正常。发热的同时可能会伴有烦躁不安、嗜睡、倦怠等短暂症状。体温在 38℃以下时,可服用退热药,超过 38.5℃以上且发热时间持续在 48 小时以上,应去医院就诊,可能同时伴有其他疾病。

36. 接种麻疹疫苗会有何反应?

麻疹减毒活疫苗用于预防麻疹,注射后有部分小儿 6～12 小时可发生短暂发热(低于 38.5℃),伴有稀疏皮疹,持续时间不超过 2 天,但精神、食欲均不受影响,属正常反应,无须特殊处理。但在接种后

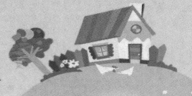

2～3天有发热、咳嗽、流涕、皮肤有稀疏色淡皮疹,很快出齐,则有可能为不典型麻疹,应去医院就诊。并应注意加强对小儿的护理,避免受凉、感冒,以免伴发支气管炎及肺炎等。

37. 为何要格外重视宝宝的腹泻?

小儿腹泻是由多种病菌及多种病因引起的一种疾病。患儿大多数是2岁以下的宝宝,6～11月的婴儿尤为高发。腹泻的高峰主要发生在每年的6～9月及10月至次年1月。夏季腹泻通常是由细菌感染所致,多为黏液便,具有腥臭味;秋季腹泻多由轮状病毒引起,以稀水样或稀糊便多见,但无腥臭味。腹泻的患病率仅次于急性呼吸道感染,如果不能及时有效地进行治疗,死亡率也很高。引起死亡的重要原因是腹泻导致的身体脱水和体内电解质紊乱。

38. 宝宝为何容易发生腹泻?

由于1～2岁的宝宝生长发育特别迅速,所以身体需要的营养及热能较多,但消化器官却未完全发育成熟,分泌的消化酶较少,因此消化能力较弱,容易发生腹泻。另外,由于神经系统对胃肠的调节功能差,所以饮食稍有改变,如对添加的非乳食品不适应、短时间添加的种类太多,或一次喂得太多、突然断奶;或是饮食不当,如吃了不易消化的蛋白质食物;气温低身体受凉加快了肠蠕动,天太热消化液分泌减少及秋天温差大,小肚子易受凉等,都可引起腹泻。

而且宝宝全身及胃肠道免疫力较低,只要食物或食具稍有污染,

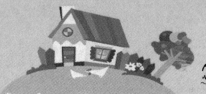

便可引起腹泻；宝宝因抵抗力较低而易发生呼吸道感染，在患感冒、肺炎、中耳炎时，也常可引起腹泻。

39.怎样判断宝宝患了腹泻？

（1）根据排便次数：正常宝宝的大便一般每天 1～2 次，呈黄色条状物。腹泻时即会比正常情况下排便次数增多，轻者 4～6 次，重者可达 10 次以上，甚至数十次。

（2）根据大便性状：为稀水便、蛋花汤样便，有时是黏液便或脓血便。宝宝同时伴有吐奶、腹胀、发热、烦躁不安，精神不佳等表现。

40.小儿腹泻时如何护理宝宝的小屁股？

由于宝宝排便的次数增加了许多，所以会不断地污染小屁股，因此对宝宝的小屁股要倍加呵护。腹泻时排出的粪便对皮肤刺激较大，因此宝宝每次排便后，都要用温水清洗小屁股，特别是注意肛门和会阴部的清洁，最好用柔软清洁的棉尿布，且要勤换洗，以免发生红臀及尿路感染。如果小屁股发红了，应暴露在空气中自然干燥，然后涂抹一些尿布疹膏。

41.如何观察宝宝腹泻的全身状况？

如果宝宝烦躁不安加重，囟门和眼窝出现凹陷，哭时眼泪少，看上去口干舌燥，用手捏起大腿内侧的皮肤然后马上放松时，皮肤皱褶变平的时间超过 2 秒钟，这些都表明宝宝的身体脱水已经较重了；

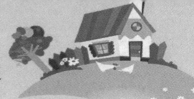

或在家已经治疗了 3 天，但病情不见好转，出现频繁的大量水样便，呕吐、口渴加剧，不能正常进食、进水，补液后尿仍很少，宝宝发热及便中带血等症状说明病情已较重，则需赶快去医院进行诊治。

42. 宝宝大便干燥怎么办？

婴儿便秘是很常见的问题，一般是指婴儿超过 3～4 天不排大便，排出的大便又硬又干，甚至出现肛门损伤、出血等情况。如果婴儿存在便秘，大便表面带有少许鲜血丝，则可能是硬便损伤肛门所致，只要便秘纠正后血便可自然消失。如果孩子的大便不硬，排便又挺顺利，也没有腹胀及呕吐现象，精神和食欲都很好，那么就算孩子 2～3 天才排便 1 次，也不用特殊处理。一般来说，人工喂养的婴儿比母乳喂养的婴儿更容易发生便秘。

（1）造成小儿大便干燥的原因

①不良的饮食习惯，如挑食、偏食，特别是不吃含纤维素多的食物（新鲜的青菜）。

②有的小儿食量特别少，也容易引起大便干燥。

③不规律的排便习便。有的家长不注意培养小儿每日定时排便的习惯，因此小儿可能 2～3 天才排 1 次大便，大便在肠道内停留时间长，就易干燥而排出困难。

④小儿运动量少也是造成大便干燥的原因之一。

（2）便秘的处理视情况而定：如果孩子大便减少是因为母乳不足，那么可以及时给孩子增加奶量；如果孩子吃的是配方奶粉，在两次喂奶期间，可适当多喂点白开水，可以加点果汁，或者给婴儿添喂点米汤；4 个月大的婴儿可以添加一些菜泥、果泥；选用含有低聚糖的

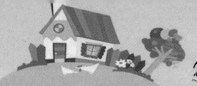

配方奶粉也有助于预防便秘发生；顺时针方向给孩子按摩腹部有助于改善便秘，每次 10～15 分钟，每天 2～3 次；增加户外活动，多运动可以促进肠蠕动，能使大便通畅。

（3）无痛法解决婴儿便秘

①用手掌轻轻摩擦婴儿的腹部，以肚脐为中心，由左向右旋转摩擦，按摩 10 次休息 5 分钟，再按摩 10 次，反复进行 3 回。

②婴儿仰卧，抓住婴儿双腿做屈伸运动，即伸一下屈一下，共 10 次，然后单腿屈伸 10 次。

③用油质外用药（如金霉素软膏）涂在婴儿肛门口，垫上软纸，轻轻推按肛门，慢慢做 10 次。一般很快即有便意或排便。

43. 什么是鹅口疮？

鹅口疮又叫"雪口"，俗称"白口糊"，是 2 岁以内婴幼儿常见的一种口腔炎症。它是由白色念珠菌（属于真菌）感染后引起的。鹅口疮见于上、下唇，颊部，舌，上腭及咽等部位。表现为乳白色或灰白色奶瓣样，或呈片状斑膜或白色斑点。当用力擦白膜时，易引起黏膜出血。

44. 宝宝为什么容易患鹅口疮？

婴幼儿易患鹅口疮有以下几种原因：①婴幼儿抵抗力低。②人的唾液有抑制细菌及清洁口腔的作用，但 3 个月以内的婴幼儿唾液量少，口腔黏膜干燥，易招致真菌感染。③婴幼儿 6～7 个月时开始长牙，此时牙床可能有轻度胀痛感，婴幼儿便爱咬手指，咬玩具，这样就

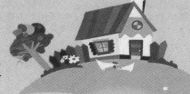

易把细菌、真菌带入口腔,引起感染。④奶具没彻底消毒。有的家长只用热水烫一下奶具,这样达不到杀菌的目的。⑤母乳喂养婴幼儿时,母亲没注意自身清洁卫生,把病菌带给了孩子。⑥婴幼儿因患感冒、气管炎、肺炎、肠炎等疾病,长期服用抗生素,造成体内菌群失调,真菌乘虚而入并大量繁殖,引起鹅口疮。⑦有的患儿长期消化不良、腹泻,造成营养不良,抵抗力低下。⑧婴幼儿在幼儿园过集体生活,有时因交叉感染可患鹅口疮。

45. 如何预防鹅口疮?

首先应注意奶具的消毒,如奶瓶、奶嘴每次清洗干净后,再蒸10~15分钟。母乳喂养的婴幼儿,母亲在喂奶前应把乳房洗干净,而且应经常洗澡、换内衣、剪指甲。每次抱孩子时要先洗手。尽量不让婴幼儿吃手,咬玩具及其他不干净的东西。对于轻度感冒的婴幼儿,可用些小儿中药治疗,不要滥用抗生素。室内要注意通风,常给孩子晒太阳。

46. 如何治疗鹅口疮?

婴幼儿得了鹅口疮,轻者一般不太疼痛,大多数婴幼儿吃奶也不受影响。如果病情较重,满口是白膜,可引起婴幼儿哭闹,吮奶不适,影响吃奶。此时家长不必过于紧张,可用制霉菌素鱼肝油涂搽婴幼儿口腔;或制霉菌素药片,每片用10毫升温开水化开(切忌用凉水或沸水)。另外,也可用3%的小苏打液擦洗婴幼儿口腔。经过治疗后,患儿会很快痊愈。如不注意卫生,此病易复发,所以涂搽药物时间要

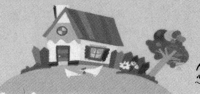

长一些,白膜消失后还应坚持1～2周。

特别警示:有的家长用黑色布蘸白糖擦婴幼儿口腔,这是绝对不可取的,轻者易擦破黏膜招致感染;重者导致出血。若真菌进入血液易引起败血症,严重者会有生命危险,此时,应到医院诊治。

47. 新生儿发热能用退热药吗?

许多人有"发热恐惧症",家长往往怕烧出什么毛病来,不时地给孩子服退热药。结果即使暂时降了下来,一会儿也会再度上升。

特别是新生儿发热更不可随意用退热药,因为新生儿体温调节功能不完善,体内各种酶系发育尚不完全,机体保温、散热功能差,但环境温度改变、过热、着凉都可以引起发热,故最好用物理降温,如用暴露肢体、温水和酒精擦澡,体温一旦下降,应立即停止降温,保暖防冻,多饮水。其次要慎重选药,注意用药剂量,小儿发热不要使用退热针,有些退热针肌内注射后,往往引起大汗淋漓、过敏、休克、剥脱性皮炎,且可引起臀部肌肉萎缩、纤维变性、痉挛等,严重的影响下肢活动,内收受限,跑不快。小儿退热药有:小儿退热片、阿司匹林、APC等,这些都是人们最熟悉的家庭常备药,几乎每个人都离不开它,有的家长经常给孩子使用。但是,对新生儿切不可使用这类退热药。

这些普通退热药都是通过药物作用于体温中枢,利用大脑体温中枢的调节功能,使体温下降而退热的。而新生儿神经系统发育不全,体温调解功能不好,常常在服用退热药后,体温突然下降,甚至不升,出现皮肤青紫,甚则便血、吐血、脐部出血、颅内出血等,每每因不能及时抢救而死亡。过去往往被人们认为是高热致死的,其实是普

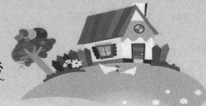

普通通的退热药把新生儿置于死地的。

另外,阿司匹林一类的药物服用后,在血中可以与胆红素争夺白蛋白,新生儿本来由于肝功能发育不完善,血中游离的胆红素就多,这样一来胆红素与白蛋白结合的机会就更少了,这些游离的胆红素不能被肝细胞摄取和转化、排出,而在血中堆积的越来越多,造成新生儿黄疸加重,增加了引起核黄疸的可能性。

因此,新生儿发热后一定不能随意用退热药,必须去医院在医生的指导下用药,以免耽误病情。

48.什么是新生儿疾病筛查?

新生儿疾病筛查是指对每个新出生的宝宝,通过先进的实验室检测发现某些危害严重的先天性遗传代谢性疾病,从而早期诊断、早期治疗,避免宝宝因脑、肝、肾等损害导致智力、体力发育障碍,甚至死亡。

49.新生儿要筛查哪些疾病?

先天性疾病是指母亲怀孕期间即开始发生、发展的一类疾病。这类疾病往往不易根治,但有些是可以通过药物、食物或其他方法进行替代、干预或治疗的,从而避免、延缓或减少疾病对人体的影响。常见的先天疾病有几种:

(1)苯丙酮尿症:是由于体内缺少苯丙氨酸羟化酶,致使人体不能代谢苯丙氨酸,体内就会出现苯丙氨酸堆积,造成人体器官受损,特别是大脑,严重影响孩子的智力。如果能及早发现,及早采用低苯

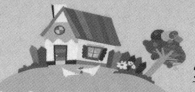

丙氨酸奶粉替代一般婴儿奶粉或母乳,可避免体内苯丙氨酸的堆积,从而阻止大脑的损害。

(2)先天性甲状腺功能低下:是由于先天性甲状腺功能发育迟缓,不能产生足够的甲状腺素,致使包括大脑在内的人体器官发育受阻,出现以呆傻为主要表现的发育落后。及早合理补充甲状腺素片,可避免人体的受损。

(3)听力筛查:还有一些原因可导致听力系统发育受损。先天性听力功能降低,可导致续发的发音障碍(先天性聋哑)。若早发现(最好在生后6个月内),可及早使用助听器或进行人工耳蜗植入手术,这些措施对改善发音障碍都非常有利。

(4)其他:还有一些特殊地区筛查,如缺碘的筛查、高血压筛查等。

50. 如何做新生儿疾病筛查?

在新生儿开始吃奶72小时后从足跟取几滴血,用相关的试纸就可完成苯丙酮尿症和先天性甲状腺功能低下的筛查。这种筛查可以最后排除孩子是否患有这两种疾病。

新生儿或儿童听力筛查还处于大力推广阶段。

听力筛查采用的是耳声发射、脑干听觉诱发电位或(和)行为测听等生理学检测方法。由于听力是由外耳、中耳及内耳经过机械能(声波)向电能转换等一系列复杂过程完成的。整个过程中任何一环出现问题都会造成听力损害。检测各个听力发生及传导过程需要客观检查和主观配合共同完成。

需要特别说明的是:新生儿听力检查只是检查机械能传导的过

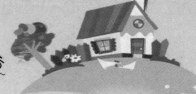

程,对于孩子存在进行性听神经系统退行性疾病,这种筛查并不能发现。所以,新生儿通过筛查并不能保证今后不存在发生相关疾病的危险,只是再出现相关疾病时,发病的病因与筛查时所排除的病因不同而已。

51. 什么是新生儿脐炎?

脐带是连接胎儿和母亲的重要器官。胎儿在母亲子宫内的时候,就是通过脐带从母亲得到氧气和营养物质,才能够正常地生长发育。

孩子出生后,需要做的第一件事就是断脐,这件看似很简单的事情如果处理不当或断脐后护理不好,病菌就可能感染脐带的残端,在此生长繁殖,导致脐部发炎。更为严重的是,这里可能成为病原体进入全身的门户和通道,引起全身性感染,如新生儿破伤风、败血症、化脓性脑膜炎等,常可危及孩子生命。

引起新生儿脐部感染的主要病原体是细菌,以葡萄球菌、大肠杆菌多见,往往引起化脓性改变,轻者脐轮和脐周皮肤红肿,并有一些脓性分泌物;重者脐部及周围皮肤明显红肿或有硬块,脓性分泌物较多,并常有恶臭味。若未及时就诊治疗,感染可向周围扩散,引起腹壁蜂窝织炎、皮下坏疽,甚至向更深部蔓延而导致腹膜炎;也可以沿着还没有完全闭锁的脐血管蔓延引起肝脓肿、化脓性门静脉炎,以及前面提到的全身性感染。

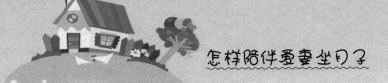

52. 如何预防和治疗新生儿脐炎？

在脐残端脱落前后，要勤换尿布，保持脐部清洁干燥，每天洗澡后可用75%的医用酒精涂搽脐残端和周围2～3次。如果有结痂形成，涂搽酒精时应将结痂掀起，从内向外涂搽，才能真正起到消毒的作用。还应注意不可使用甲紫、红汞等有颜色的药物，因为药物的颜色可影响对脐部的观察；也不要用松花粉、爽身粉等，因粉状异物的刺激可引起脐部慢性炎症而形成肉芽肿，不易愈合。如果发现脐部出现红肿或有脓性分泌物等脐炎的表现，应及时去医院就诊。

新生儿脐炎的治疗并不复杂。轻者脐周无扩散的，可局部涂搽2%碘酒和75%酒精，每日2～3次。若脓液较多、脐周红肿明显或有全身症状者，除局部消毒处理外，还应进行全身抗感染治疗。医生会根据脓液的涂片或细菌培养结果选用敏感的抗生素。

53. 新生儿哭闹见于哪些原因？ 如何处理？

孩子学会说话前，哭是表达自己意愿的惟一方式。细心的妈妈会在与孩子的相处过程中，通过对孩子不同的哭声来判断是饿了、困了、渴了、不舒服了，还是需要爱抚了。

（1）饿了哭闹：新生儿的哭多半是表达饿了。根据按需哺喂的原则，哭时可先喂奶，如果吃奶后很快就睡了，说明判断是正确的。

（2）尿布湿了哭闹：有时孩子因尿布湿了不舒服而哭，这时仅需换块干净的尿布即可中止哭声。

（3）想睡觉了哭闹：孩子闹觉时，一般会撒娇似的哼哼唧唧地哭，

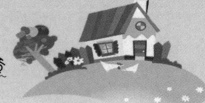

此时只要提供适宜睡眠的环境即可。

（4）生病了哭闹：必须学会分辨孩子生病时的哭闹，生病时除哭以外会伴有其他症状，如发热、呕吐、蜷曲双腿、尖叫或呻吟等，此时一定要去医院请医生诊治。

（5）心理需求哭闹：新生儿会用哭来要求抱一抱，这是新生儿皮肤饥渴的一种表现，也是心理需求，满足这种心理需求有利于宝宝心理的健康发育。爸爸妈妈抱一抱宝宝就会止住哭声。

（6）渴了哭闹：较难判断的哭声是孩子渴了。尤其在天热时或腹泻时，增加母乳喂养次数或适当补充一些水分常常会收到意想不到的效果。

（7）哭是新生儿的运动方式：对新生儿来说，适当的哭一哭是没坏处的，一方面可作为一种运动形式达到锻炼身体的目的；另一方面可加大肺活量，对孩子是有益的。

对哭闹的孩子切忌不予理会，长时间的忽略会造成孩子心灵伤害。应根据哭时的声调高低、音量大小、时间长短和伴随症状判断孩子需求，及时给予帮助。不可用不耐烦的态度对待新生儿，家长的不良情绪也会影响孩子，反而使其更加烦躁不安，甚至哭闹不止。用耐心的爱去照料是减少新生儿哭闹的最佳方法。